ないようで

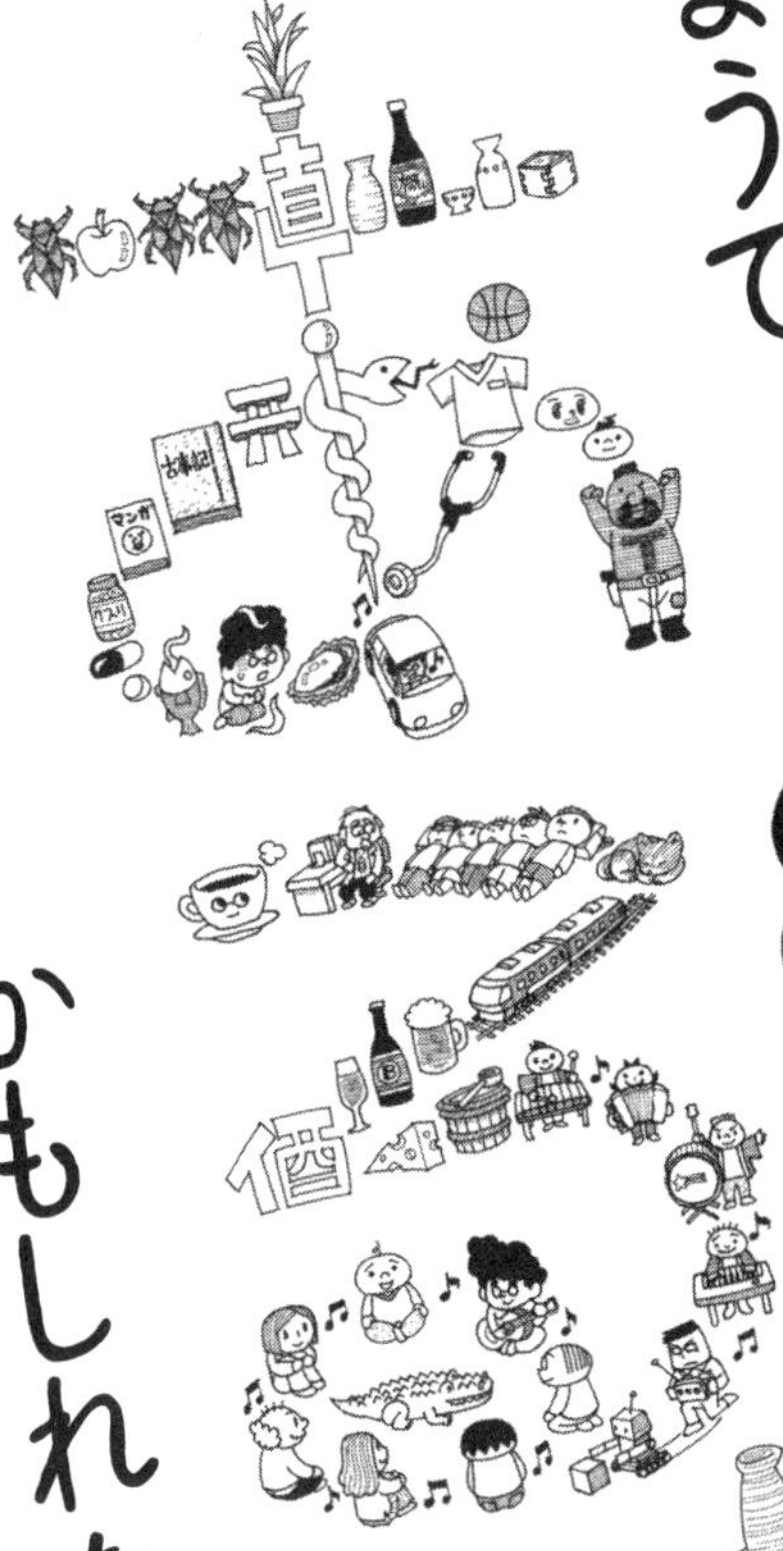

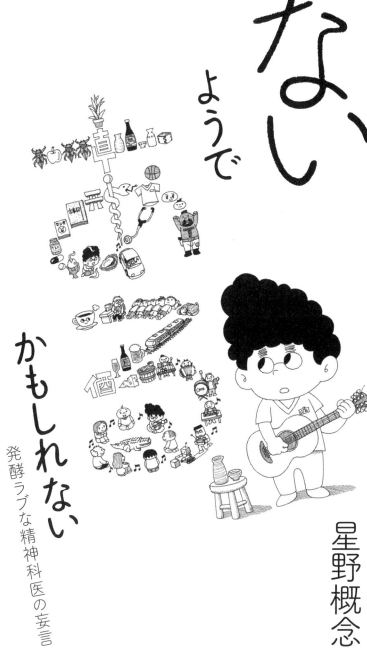

かもしれない

発酵ラブな精神科医の妄言

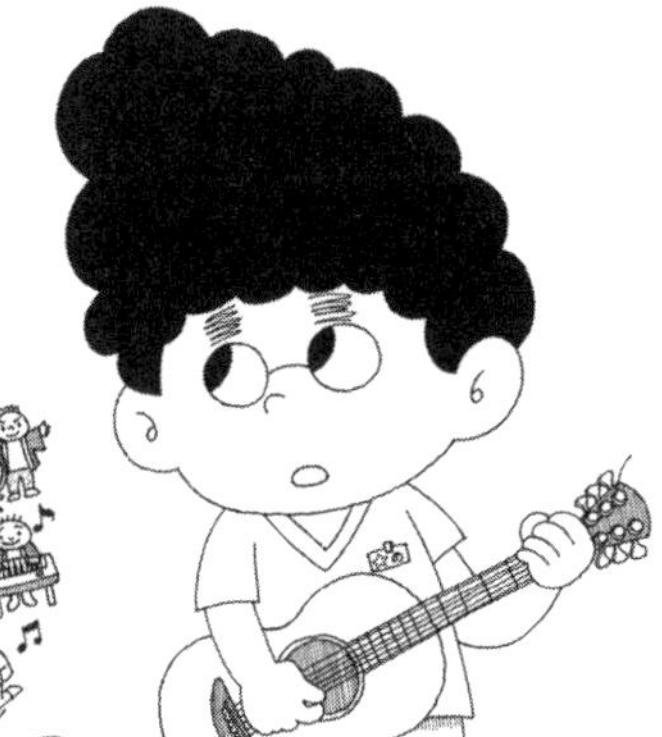

星野概念

まえがき

　こんにちは、星野概念です。この本を手に取っていただきありがとうございます。本のタイトルからもわかるとおり、僕は現在、精神科医をしています。

　社会人の年齢になってからしばらくは、バンドで身を立てることを心から考えていたので、精神科臨床にはほぼ携《たずさ》わっていませんでした。三十代前半で夢には手が届かないと感じてバンドをやめたあと、逡巡の末に総合病院の精神科の常勤医になり、今は大学病院に勤務しています。

　自然と、多くの時間と気持ちを精神医療にまつわることにあてていますが、音楽や文章を書く活動も続けたり、酒文化を中心とした発酵に関する知見を深めることもライフワークになっていて、その時々での目の前のことに、できるかぎり一生懸命取り組んでいるつもりです。

　それゆえに、まとまらないどころか、人生がどんどん拡散してしまっている感覚さえありますが、自分のなかではどれも「ない」ことにはできず、今のところの肩書きとしては「精神科医 など」という曖昧さを残したものに落ち着いています。

精神科臨床をしていると、思いがけず、相手の知らなかった些細な部分に気づいたりします。それがきっかけで、その人がそれまでとはまるで違う印象に見えてくることもあります。

「なんだかすごく不安なんです」

「たとえばどんなことが？」

「あぁ、もうだめ、わからない、考えられない」

「夜は眠れていますか？」

「どうなんだろう。そんなことより不安なんですけど」

こんなやり取りをしていたのは、僕の母親世代かもう少し上くらいの人で、ある時期から急にいろいろなことが不安に感じるようになったと通院する人でした。今まではなんともなかった日常のさまざまなきっかけで不安にかられ、いてもたってもいられず、原因不明の体のつらさも生じてとても大変そうでした。

毎回そのつらさを聞き、一緒に対策を考えたりしていたのですが、なかなかうまくいきませんでした。せめて通院のときだけでも不安から気をそらせないものかと、世間話をしようとしたり、ご家族のことを聞いてみたりしましたが、そう簡単にはいきません。

でも、何度か話しているうちに、なんだかとても響く、よい声をしていることに気づきました。不安や焦りに包まれてしまっていると、身体的にも影響するのか、響く声で話す人はあまりいない印象ですが、その人の声には心地よい響きがあったのです。

「なんだか、とても響く声をされてますね」

「そう？　あぁ、民謡教えてたからね」

「民謡を歌われるんですか？」

「もうずっとやってるのよ」

民謡の師範に思いがけず出会った僕は、内心とても驚きました。このやりとり以来、僕のなかでこの人が、不安がたくさんでつらそうな人、から、不安がたくさんでつらそうな民謡の師範、に変わりました。

この小さい変化は、その人らしさを想像するきっかけを与えてくれ、その後の関係性が少しずつ柔らかくなっていくことに間違いなく影響を及ぼしたと思います。

このような「ないようである」小さなこととの出会いに、僕は大きな喜びを覚えます。

そして、さまざまな「ないようである」に出会うほどに、その人や物事にじつは内在する小さなことこそ、それぞれの味の決め手のように存在しているものだという実感を確かにしていきました。

その存在感は独特です。「ないようである」ものは、「ない」でも「ある」でもなく、「ないようである」のです。

だから、僕の肩書きは「精神科医」でも、「精神科医、ミュージシャン」でもなく、印象が曖昧になったとしても、自分のなかのなにかを「ない」ものにはしていない「精神科医 など」が、今の自分にはしっくりくるのだと思います。

すでにまえがきからまどろっこしく、タイトルどおりの妄言の雰囲気を帯びているかもしれませんが、曖昧なものを曖昧なまま、まとまらないものをまとまらないまま表現するということがしてみたくて、二〇一八年十二月から「みんなのミシマガジン」で始まったのが、この本の元になった連載『「ない」ようで「ある」』です。

毎月、頭に浮かんだ出来事について書いていると、連想が次々に生まれ、別の話につながっていったりして、ほとんどの回が思いもよらない着地を迎えるか、着地点を見失ったままやむなく不時着のような状態になっていました。

さらに時には、曖昧なまま、まとまらないままという状態に耐えきれず、少しまとめようと試行錯誤していたりもして、非常にムラがあります。この印象は、本になっても維持されているはずです。あれ、なんだか、本を読んでほしくてプレゼンテーションしているはずなのに、自虐的なことを言っているようですが、そもそも人や物事のあり方は、まとまりなく曖昧でムラがあるのが自然なはずです。まとめようとするときっと、うま味がこぼれたり凝縮されすぎたりして不自然なものになると思うので、あるがままに近い本になったのは本当にうれしいことです。

精神科臨床をすること、音楽や書き物をすること、それらをつなぐ生活のいろいろな営みや出会い、季節とか場所とか天気などの目に見えたり見えなかったりする自分以外の要因、そのほかにもさまざまな体感と思考が発酵するように反応し合ってこの本はつくられました。

手に取ってくださった皆さんのなかに、小さくて大切ななにかしらが浮かび上がるといいなぁと思っています。

目次

I

発酵する
精神科臨床の
はなし

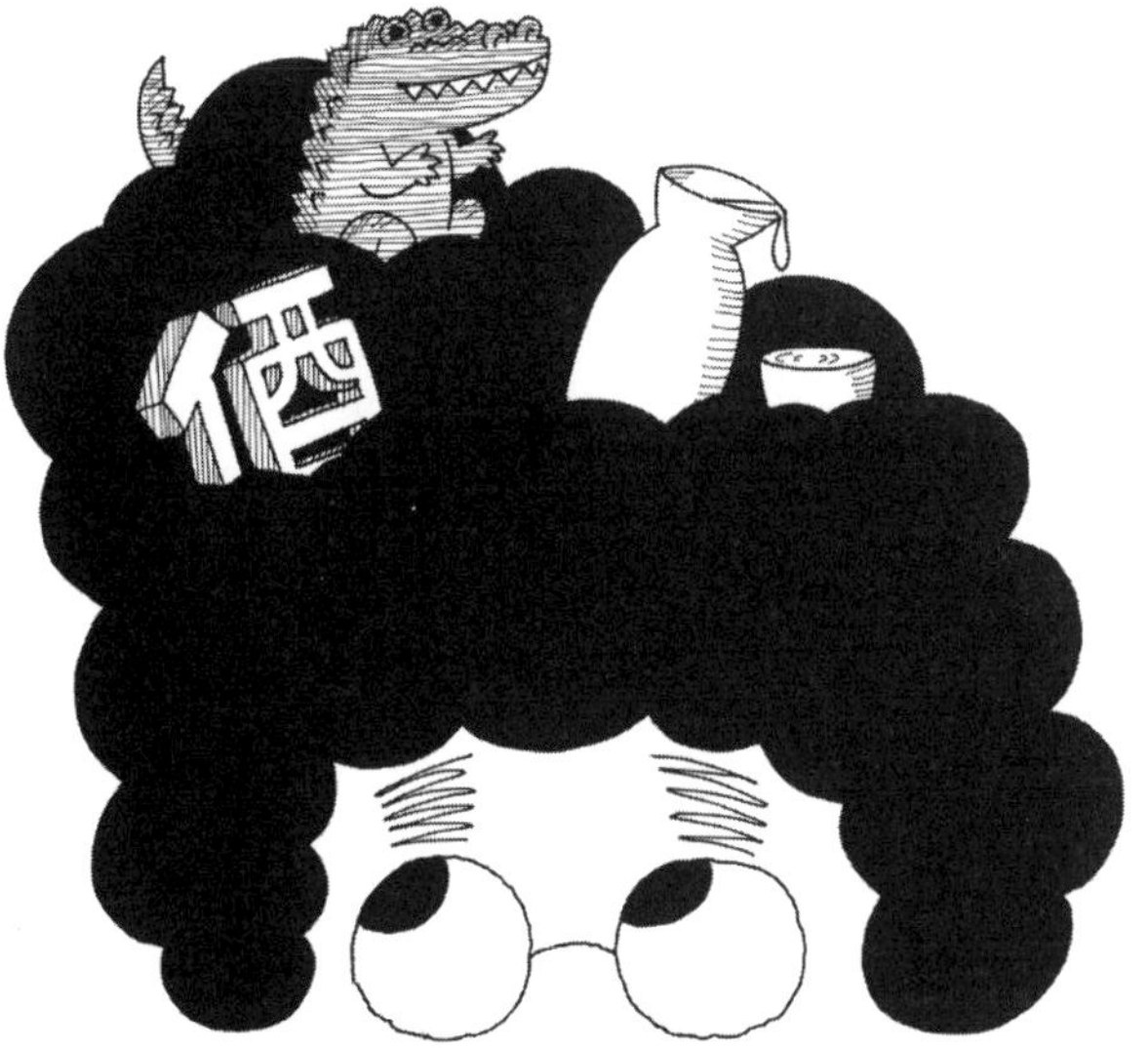

第1話　日常も発酵も深海も、

僕の飲酒歴

僕は酒が好きです。でもなんで酒が好きなんだろう。よく考えます。

これがわかっていないと、わけがわからぬまま酒に飲まれたり、酒量が増えていくのを止められなくなる気がするので知りたいのかもしれません。いや、まぁわかっていても飲まれはしますが、それでも、自分がなぜ酒を好むかということをわかっておくことは、「なんとなく暇だから酒を飲む」といった惰性で飲みすぎることへの抑止力になるような気もします。

酒の話ばかりしたいわけではないのになぜこういう書き出しになっているのか。もしかしたらそこには自分でもまだわかっていないなにかが、自分のなかにあるのかもしれません。まずはそれに抗《あらが》わず、自分が酒をどう好きなのか、あらためて考えてみながら、その後の連想に身を任せてみたいと思います。

僕の飲酒歴はごく人並みです。皆が飲み始める年齢くらいから飲み始め、飲み会のたびに酔いつぶれたりしながら、毎日のように飲むわけでは全然ないという時期が何年も続きました。とくに強いわけでもなかったので、だいたい飲むのはサワーなど。飲み進めるうちにだいたいはその場で寝てしまっていましたが、何度か、水場を求める動物のように突然いなくなり、駅にあった噴水の近くで寝ていたこともありました。この時期はおそらく、酒自体よりも皆で飲む場が好きだったのだと思います。酒を飲んで心から「うまい！」と発することも、もしかしたら一度もなかったかもしれません。

そんな僕に、日本酒の燗酒《かんざけ》との出会いが訪れました。

当時から「燗付け師」と名乗り、今では海外で燗酒の有名店の店主になっている人の店と、今でも通う、寿司屋なのに味の強い燗酒が多く出てきて、寿司には数貫しかありつけないという素敵な店に同時期に出会い、英才教育を受けたのです。

昆布だしみたいなもの、やたら酸っぱいもの、おにぎりみたいな味がするものなどいろいろな個性の酒を温めると、その個性がさらに強調されながらも味のバランス自体はよくなって、ものすごくうまい。不思議。おもしろい。おもしろくてうまくなる変化なんて最高じゃないですか。こうして、燗酒をきっかけに僕は酒の魅力に取り憑《つ》かれていきました。

人でも物でも好きになればどんどん知りたくなります。燗酒との衝撃的な出会いによって、僕は驚くほどの時間を日本酒に費やすことになりました。「日本酒特集」と銘《めい》打たれた雑誌や、それっぽい書籍があればとりあえず買い、読み、はじめのうちはあまり頭に入らないけど、脳が日本酒のことを受け入れられるように慣らすくらいのつもりでとりあえずページを捲《めく》っていく。

座学だけではもちろん足りません。実学として、好みの酒を飲ませてくれる店に通い、気になったものを頼んでその酒にまつわるいろいろな話を聞くというフィールドワークも欠かしませんでした。そうしているうちに徐々に興味は次のステージに向かいます。

菌たちの営み

いろいろ飲んだり話を聞いたりして見えてきたのは、どうやら酒には発酵が関係していらしいということでした。

発酵という高校の化学の授業で覚えた嫌気《けんき》的なエネルギー産生（アルコール発酵の場合）に関わる無機質な化学反応式が、こんなに魅力的でセクシーなブツの鍵になっているなんて、物事って本当に不思議です。

さらに調べるうちに、酒ができる過程には数種類の真菌《しんきん》類のはたらきが必須であり、その菌たちが発酵の主役であることを知りました。日本酒をつくる菌たちのはたらきは、「並行複発酵」という他にはない複雑な仕組みで、人間は適宜《てきぎ》手を加えて整えながら、菌たちのその奇跡的な営みを見つめ、ともに居続けるのです。

このころから僕は、酒を、酔って心地よくなるための液体ではなく、「菌たちの営み」と捉えるようになりました。そのように努めたのではなく、そのほうが自分にとって自然に思えるようになったのです。

これはもしかしたら、この時期に漫画『もやしもん』を再読したことが影響しているかもしれません。『もやしもん』ではそれぞれの菌たちに人格というか菌格のようなものがあり、顕微鏡で見るよりもずっと、菌たちの営みが身近に感じられるように描写されていました。すべての事象を擬人化するのは、人間の自分勝手な捉え方のようにも思えるのですが、それによって、発酵という言葉でイメージされるものが化学反応式ではなく、菌たちが繰り広げる自分が知らなかった物語、になりました。

この感覚は、ずいぶん昔に『DEEP BLUE』という海洋ドキュメンタリーを観たときの体験に似ています。初めて深海の生物たちの営みを映像で観たときの感覚。自分がまったく目を向けていなかった場所に、じつは物語みたいな形が存在していたのか、という驚きに胸を打たれました。

自分の知らないところで、とか、自分が知らなかった、とか、つまり自分のなかで「ない」はずだったモノやコトが、じつは「ある」のだ、という実感。

当人（菌たちや深海の生物たち）からすると「ある」のが当然なんだけど、それが「ある」ということをあらためて認識するこの実感を、僕は大切にしたいと思っています。

考えてみればこれは、個人の日常生活のなかにも無数にあります。むしろ、他人からすれば「ない」のに自分にとっては「ある」小さな営みの連続で、われわれの日常は成り立っているはずです。日常も発酵も深海も、さらに人の思考も、当人以外からすれば「ないようである」もので溢れているような気がします。

精神科臨床の営み

こう考えると、人もモノやコトも、わかろうとすればキリがありません。「ないようである」ことがいくらでも見つかって、わかりきるというのは無理なように感じます。

でもこれは見方を変えると、わかろうとし続けられるということでもあり、ある人や、モノや、コトに対する解像度を果てしなく上げていけるとも言えます。現状、自分のなかで、解像度を上げることに立派なメリットがあるかどうかははっきりしていません。でも、「わかっていく」というのは見え方が細かくなっていくということなので、「わかりきった気になる」よりも変化や発見が続いておもしろいとは思うし、それに強く惹かれます。

そしてきっと、わかっていけばいくほど、人やモノやコトって思っていたよりも複雑で繊細で、変えようとしても大胆な介入などなかなかできない、基本的にはただ眺めるくらいしかできないと感じることも多くなると思います。

僕が日々おこなう診療でも、相対する人を変えるなんてほとんどできません。「治す」ことなんて到底できないなとよく感じます。

でも、そんななかでも、相手の「ないようである」営みをわかっていくうちに、その人が少しでも楽になるように支えるとか整えるくらいはできるのかもしれない、と思うことはあります。これは前述した酒造りにおいて、菌たちの営みを杜氏《とうじ》や蔵人《くらびと》たちが支えて、整えた結果、よい営み、つまりよい酒になることにも重なるような気がします。

さて、ついに酒の話とつながりました。よく言えば円環的、普通に言えばまとまりのない着地。

でも、書いてみたことで、ごちゃごちゃ考えながらなにかに着地するという経緯が、自分には思っていたよりもずっと大切かもしれないと思えました。これも、自分のなかに「ないようである」小さなことだったと言えるような気がします。

第2話　人との和、輪、ワニ、を感じた月

オペラ『白壁の街』

二〇一九年十月は、人との和、輪、ワニ、を感じた月でした。

月の前半、印象的だったのは、オペラ『白壁の街』です。いきなりオペラなんて言われたら少し驚きますよね。僕も驚きました。九月に、敬愛する日本酒の杜氏である石川達也杜氏から連絡をいただき、広島県西条で毎年開催される「酒まつり」のなかで、このオペラが上演されることを知りました。

酒のまつりでなぜオペラを？　じつはこの『白壁の街』、いくつもの酒蔵が存在する酒都、西条ならではの、酒造りをテーマにしたオペラなのです。江戸時代に完成した酒造りである「生酛《きもと》造り」がおこなわれる過程を表現しています。まぁ、これで納得いくかというと、それにしてもなぜオペラなんだ、と言いたくなるかもしれませんが、この作品がさらにすごいのは、この酒造りのオペラを演じるのが、酒

を飲めない西条小学校の六年生全員であるというところです。

石川杜氏は、江戸時代に生酛造りを完成させた先人に思いを馳《は》せ、自ら生酛造りを深め、その伝統を後世に伝えることを信条としています。江戸時代にはまだ微生物の存在はわかっておらず、発酵の仕組みは謎でした。そんななかで、複雑を極める生酛造りが発明されたというのは、畏怖《いふ》に値《あたい》することだと思います。その酒造りには、現代人の心にも通ずる多くの教えが内包されているのです。それを伝えるために、公演を一カ月前に控えた九月、『白壁の街』を上演する小学生たちに、石川杜氏が話をしに行かれたそうです。

想像のつきにくいものに魅了される自分としては、小学生による生酛造りのオペラというだけで、大きく心動かされるのですが、石川杜氏の特別授業を経ていると聞いたらもう、観に行かないという選択肢はありません。

オペラ『白壁の街』の素晴らしさは期待していた以上でした。舞台の前に並ぶ演奏隊の木琴、グロッケン、アコーディオン、シンセサイザー、大太鼓、小太鼓などを見るだけで、自分の小学生のころを思い出して心が揺さぶられました。

やがて開演して現れたのは、「酒」という法被《はっぴ》を着た小学生たち。なんだか、酒を醸《かも》す小さな微生物たちのように見えてきて、かわいらしくてしかたありません。

でもオペラが始まってみると、演奏も歌も小学生とは思えないほど精度が高い。演奏隊は、観客席の真ん中で指揮をする凛《りん》とした女子指揮者を見つめながら、複雑なアンサンブルを奏でます。突然転調したり、曲の速さが変わるプログレッシブな展開の曲もあって、一般的に聴いたらすごく変な曲を、小学生たちが一丸となって演奏する姿に胸打たれました。

その演奏に合わせて、舞台上のキャストは歌い、踊ります。これがまた、ミュージカルのトレーニングを受けているのではないかというほど全体的にレベルが高い。とくに、オーディションを勝ち抜いて選ばれたらしい杜氏役の男女二人は本当に伸びやかで強い歌声でした。

「和醸良酒」の精神

終演後、舞台裏に行って校長先生や音楽の先生、そして石川杜氏が小学生にコメントをするのを見学しました。酒ゴジラとも言われる大きな石川杜氏の話を、目をキラキラさせながら聞く、「酒」法被を着た小さい人たち一〇〇人以上。酒まつりの始まりにこの『白壁の街』を観たからか、この日の酔いはとても心地よいものでした。

翌日の酒まつりの会場では、前日にすさまじい情熱で『白壁の街』の指導をしていた音楽の先生が、着物を着て、竹筒に入れた酒を楽しんでいるところに遭遇しました。前日との緩急がとても素敵だったし、小学生たちには、大人の世界も悪くないもんだ、と言いたくなりました。

石川杜氏に、公演前に小学生たちへどんな話をされたのか聞いたところ、キーワードは「和醸良酒《わじょうりょうしゅ》」ということでした。和と祈りをもって、よい酒を醸すということを表現する言葉です。

前にも少し書きましたが、発酵という現象によって、酒を実際に醸すのは微生物です。杜氏や蔵人など酒造りに関わる人間は、極端に言えば微生物がよりよくはたらくように環境を整えることしかできません。つまり、酒造りの主役は微生物で、人間は整え役ということです。整え役である人間は、「自分はこうしたい」という我を通すのではなく、自分を殺して、皆で微生物の環境づくりをすることを考えながら働きます。人間は和で環境をつくり、あとは微生物のはたらきを祈る気持ちで酒造りをする。

これを聞いて僕は、自分の携わる精神医療を連想しました。僕が常に意識しているのは、精神医療において主役は患者さんであるということです。医療者、支援者は、自分がこう思う、というのを押しつけるのではなく、患者さんのこうしたいという思いがジワジワと形成されるのに伴走し、必要なときには環境を整えるという役割です。

オペラを観に行って、自分の仕事の信念を連想することになるとは思いませんでしたが、それはおそらく、小学生たちが、「和醸良酒」の精神で演じていたからだと思います。先ほどの音楽の先生によると実際、石川杜氏の話を聞くまではただ演奏をしているという印象だった小学生たちが、聞いたあとは「和をもってオペラを完成させる」という祈りを感じさせるパフォーマンスになったということでした。

西条小学校の生徒たちは、六年生でこの作品を上演するために、学年が上がるごとにさまざまな形で地元のことや酒造りのことを学んでいるそうです。ある学年では、酒蔵の見学に行き、ある学年では西条にあるいくつかの蔵の仕込み水を飲み、利き酒ならぬ利き水ができるようになるそうです。そして最後には、神がかった杜氏の話を聞き、酒造りに宿る哲学を内在化させる。この、酒都としての地域の歴史と特性を存分に生かした教育のシステムは本当に素晴らしいです。

夢のまた夢のような話ですが、日本のあらゆる地域で、このような地域の特性を生かした、個性のある教育が成り立つととてもおもしろいのだろうなぁと思います。

「ないようである」テーマ

酒まつりの翌週、僕は岐阜県高山の就労継続支援B型事業所「ひるねこ」が主催するお話会に招かれていました。就労継続支援事業所とは、一般的な就労が現状は難しい人が、いろいろな作業をすることで生活の糧《かて》を稼いだり、居場所とすることを目的に通所する事業所です。A型とB型は、作業の種類や通所のペースが異なり、B型はA型よりもゆったりと通うことができます（ちなみに「ひるねこ」は現在、自立訓練の事業所に変わっています）。

僕は、このような福祉事業所はとても大切な場所だと考えています。ただ、二〇一九年の春にメールをいただいたときには、なぜ高山の事業所からお誘いいただいたのかまったくわかりませんでした。でも、メールをやりとりしているなかで、なんとなくとても感性が合うような気がして、それだけを理由に参加することにしました。こういう場合の、「ないようである」確信に従って行動したときの選択で後悔したことはあまりないので、当日がとても楽しみでした。

当日、かなり朝早くに新幹線に乗り、まずは名古屋へ。そこから、「ワイドビューひだ」という特急に乗り継ぎをしました。この特急がとても素晴らしく、ワイドビューというだけに窓がとても大きいのです。その窓から見える山や渓谷。とくに木曽川が流れているあたりは静かな絶景でした。民家がポツポツと見える風景もなんだか素敵で、初めて踏み入れた飛騨《ひだ》の地と自分の相性のよさを感じました。

高山駅に着いて「ひるねこ」の方々と合流し、会場である真蓮寺に着きました。この寺がまた、心の重さが緩まるような場所で、打ち合わせをしているだけで気持ちが軽くなりました。お話会の最後を音楽の時間にしたいという「ひるねこ」さんたちの意見を聞いてギターを持参していた僕は、なんだか気持ちよくなって、歌ったり弾いたりしながら会の開始を待ちました。

この会は、事前に「ひるねこ」のスタッフさんたちのなかで話してみたいキーワードを付箋《ふせん》に書き、貼り集めた写真がチラシになっていました。そのチラシでは、「集団が苦手」「家にいますけど何か?」「才能のもってきどころがわからない」「情報がありすぎて追い付かん」「忙しいってえらいの?」「幻聴ってどうなってるの?」「わかってもらえないなぁ」など、たくさんの、深くうなずきたくなるつぶやきが付箋に書かれていました。

会では、本堂にテーブルを四つ置いて、それぞれのテーブルのテーマを「コミュニケーション」「生きづらさ」「ジェンダー」「社会・普通」に設定して、参加者はいつでもどこでも移動して、話したいことを話したり、それを聞いたりするという時間から始まりました。四つのテーマは「ひるねこ」のスタッフさんが先ほどの無数の付箋から導き出したものたちでした。

参加者がわらわらと本堂に入ってきて会が開始。それぞれのテーブルにファシリテーターがいるものの、はじめはなかなか話が出てきません。でも徐々に慣れてくるとそれぞれの場が盛り上がり始めます。なんだか、場が発酵しているみたいだなぁと思いながら、話の輪に入ったり、眺めたりしていました。

次第に、「ジェンダー」の輪だったはずなのに気づけば「普通」についての話になっていたり、「社会・普通」の輪だったはずなのに「生きづらさ」の話になっていたり、仕組まれたわけではないのにそれぞれのテーマが自然に入れ替わるような現象が生まれました。それを見て、この会にはすべてのテーブルに通底する「孤独」とか「少数」などの、「ないようである」テーマが存在するのだろうと思いました。

これはきっと、福祉事業所である「ひるねこ」さんが日々向き合っているテーマなのです。「ひるねこ」のスタッフさんは、皆さんが、ご家族に難しい精神疾患を抱える人がいるという共通点があるそうで、それもこの通底したテーマに無関係ではなさそうでした。

輪になって、ワニ持って

会は進み、四つのテーブルでの話がかなり盛り上がったところで次の段階。全員で輪になって、感想や思いついたことを言い合う時間です。僕は一応ゲストとして、きっかけになる話や、会に参加して思ったことをしばらく話しました。その後、話をする人にトーキングオブジェクト（話す人を明確にするためのアイテム）を回していくというスタイルになったのですが、トーキングオブジェクトとして、たまたま音楽の時間のために誰かが持ってきたワニの形のギロという打楽器が採用されました。

ギロは、ギザギザを棒で撫《な》でて音を鳴らす打楽器で、ワニのギロでは背のギザギザを撫でる仕組みになっていました。まったくねらったわけではありませんが、「輪になって、ワニ持って」、頭に浮かんだことを話して回る形になりました。あのワニのギロ、すごく欲しくなりました。

この「輪にワニタイム」はとても素敵な時間で、いろいろな年齢層の人たちが、自分が大切だと思うことに会で気づいたとか、その気づきをこれから生かしたいとか、星野の「概念」は本名なのか、とかを話し、参加者皆の声でその輪は満たされました。

そして最後は音楽の時間。ワニギロの演奏希望者はすぐに見つかりました。他にもいろいろな打楽器やアンデスという鍵盤楽器、マンドリンなどを思い思いに手にして演奏するのは、僕のオリジナル曲である「平熱大陸」。いろいろあるけど、人生の大半は情熱大陸ではなくて平熱大陸だから楽に生きたいものだなぁ、という自分のつぶやきを歌にした曲です。

もちろん誰も知らないその曲ですが、なぜか打楽器を持った人たちによるリズムは曲ととても合い、マンドリンやアンデスの音は、曲のキーに合っていても時々外れても、絶妙なハーモニーを生み出しました。きっと誰も意識せずに自然に紡《つむ》がれた、「ないようである」連帯感が、あの場の演奏を生み出したのでしょう。同じように再演することは二度とできないだろうなぁ。

オペラ『白壁の街』と「和醸良酒」の話も、「ひるねこ」さんのお話会が紡いだ最後の演奏も、心に関わる仕事をしながら、細々とではあるけど音楽を続けている自分を支えてくれるような体験でした。

「ひるねこ」さんが僕を招いてくれた一番最初のメールには、「著書やコラムを読んで依頼しました」と書いてあったのですが、打ち上げで聞いた真実は、メールの時点では著書もコラムも読んでおらず、「ミュージシャン、精神科」で検索したら出てきて、ピンときただけ、ということでした。

これもうれしい話で、いろいろな寄り道をしながら全然人生が前に進んでいない気がする自分に「それでいいのだ」と言ってくれているような気になりました。
　心や精神に向きあうことと音楽。この、自分の人生でインパクトの大きい二つの仕事の関連は今のところ「ないようである」ような感じですが、その曖昧な関連性を、曖昧なまま大切にしていきたいです。

　最後に紹介したい写真があります。『白壁の街』を演じた小学生たちが石川杜氏に宛てた文集を見せてもらいました。すべて読ませていただいたのですが、小学生たちが「和醸良酒を意識してやります。自分は舞台には上がらないリコーダーですがまっとうします」とか「祈りという話を聞いて感動しました」とか胸が熱くなるような文章を書き連《つら》ねていました。

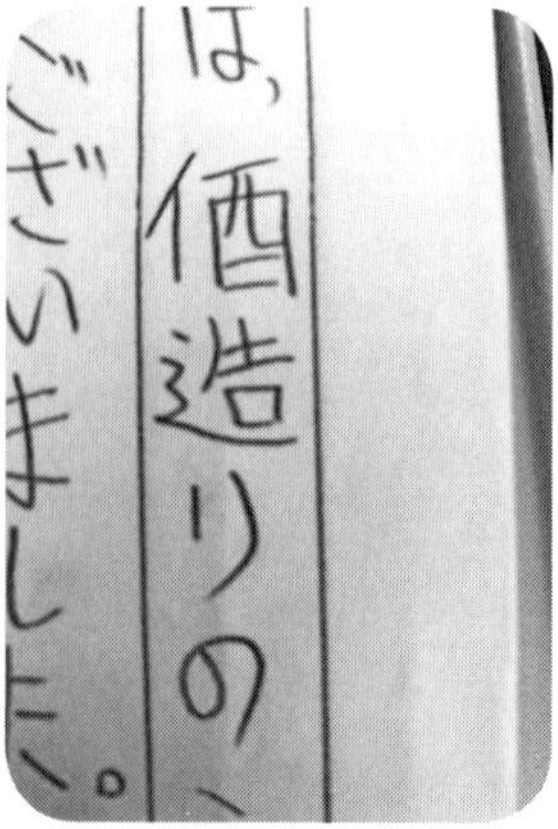

　そのなかで、酒や発（醗）酵という字の「酉」は壺《つぼ》のようなものを意味しているのを知ったのも初めてだった、と書いている人がいて、白川静《しずか》みたいなことを小学生が文章にしてい

る！　と驚いたのですが、その人がきっと気持ちが先走りすぎて、漢字を新しく造っているのを目撃して僕は感激しました。その新しい漢字は、まさに人と酒との関係を表すような漢字だったのです。

第3話 キラキラしている人の胸の内には、

長岡のＨＡＫＫＯ ｔｒｉｐ

二〇一九年十一月九日、新潟県長岡に行ってきました。目的は「ＨＡＫＫＯ ｔｒｉｐ」というイベントに参加することです。このイベントは、長岡技術科学大学の研究者である小笠原 渉《わたる》先生の発案でこの年に初めて開催されたイベントです。

小笠原先生とはこの年の三月に青山ブックセンター本店で開催された、長岡と発酵に関するトークイベントで一緒に登壇したのですが、その日の打ち上げのときに「長岡に呼ぶので来てください」と言ってくれていました。こういう打ち上げの席での話って、あまり実現しないことが多いし、そう言ってくれるだけでうれしいので実現しなくてもなんとも思わないのですが、小笠原先生は有言実行の人だったのです。かっこいい！

長岡駅に到着すると、会場までは徒歩三分。その道中に、Ｂリーグの新潟アルビレックスBBの選手たちの手形がたくさん展示されていました。僕は、次の人生でも、その次でも、その次の次でもよいので、バスケットボールの選手になってみたいと思っているだけに、この道中でかなり多くの手形の写真を撮りました。会場であるアオーレ長岡に着くと、なんと、体育館で高校生のバスケの大会が行われているではないですか！　これはもう……。

いや、違う。全然違う。

僕は発酵のトークイベントに呼んでもらって来たのであって、バスケ観戦に来たのではありません。今にもバスケのチケットを購入しそうな自分を抑《おさ》えて、さまざまな発酵食品が楽しめそうなマルシェに向かいました。このマルシェがまた素敵で、早速クラフトビールを飲んだりおでんを食べたり、数分でバスケのことをすっかり忘れたような気がします。飲食への欲動は力強い。

トークイベントまではまだ時間があったので、ビール片手に会場をウロウロしていると、ワークショップの他、醤油や甘酒、チーズと日本酒の講座などさまざまな場所がありました。そのなかでも僕が釘付《くぎづ》けになったのは、「発酵を科学する」アイディア・コンテストです。これは、全国の高等専門学校生が、発酵を使ったさまざまなアイディアを発表する場でした。それぞれのアイディアをポスター発表の形で展示していて、その場所だけまるで学会会場のようでした。

ただ、学会発表とは違ってアイディアの発表なので、それを実験してみた結果は求められません。だからとても自由で、阿波《あわ》番茶などの発酵茶をもっと飲みやすくして、最強のいいとこ取りサラブレッド茶をつくるアイディアとか、宮崎に植えられている伸びすぎてしまったヤシでワインをつくるアイディアとか、これからついに下火になりそうなタピオカを発酵の力でもう一度ブームにするとか、実現できるかはわからないけど理論を基盤にした夢に溢れていました。

このワクワクはなにかに似ているなと考えながら見ていたのですが、それは僕が大好きなロボコンでした。ロボコンの正式名称は、「アイデア対決・全国高等専門学校ロボットコンテスト」で、座組みがほとんど同じなのです。高専生の、専門分野に対する熱い思いが、僕の胸を高鳴らせたのかもしれません。きっと将来、アイディア・コンテストで発表していた人たちの何人かが研究者になって、今度はアイディアの実現に向けて試行錯誤をしていくのだと思います。

社会人になると、こういう熱さは忘れてしまうことが多いかもしれませんが、研究者でも実践家でも、キラキラしている人の胸の内には、こういう初期衝動のようなワクワクが蠢《うごめ》いているのかもしれません。イベントの主催者の小笠原先生もそんな研究者の一人なのでしょう。

トークのアイディア・コンテスト

さて、ポスター発表の会場で感動にひたっていると、スタッフさんが呼びにきてくれました。トークイベントは、発酵デザイナー小倉ヒラクさん、情報学研究者ドミニク・チェンさんとで、司会が編集者の安東嵩史《たかふみ》さんでした。さまざまな分野で発酵の発想を応用しながら活動している人たちによるトークイベントというわけですが、そこに僕も入れてもらえたことはとてもうれしいことでした。

登壇者はそれぞれすでに酔って入場しましたが、とくに飲んでいたのはヒラクさん。会場の脇に新潟の日本酒が並んでいたこともあり、トーク開始早々に、「酒を振る舞う」と宣言をして会場脇に移動し、席から離脱しました。自由！

でも、個人的にはトークイベントって、登壇者であるなしかかわらずその場にいるみんなの心のなかに言葉がブクブク湧いてきて、発言したくなるような形がよいと思います。そのためには、前に登壇者、向かい合うのがお客さん、という形は崩していけたほうがおもしろいはずです。これは、飛騨高山のお話会のところでも書きました。だから、ヒラクさんが席を離れて会場の後方から話をしたり聞いたりしているというのは、会場の雰囲気をかき混ぜて柔らかくするような大きな役割を果たしていたと思います。

前で話すわれわれもわれわれで、もはやなにかの話題について話し合うという形ではなくなっていました。それぞれがなにかを思いつくたびにマイクを取ってそれを言い、言いたいことを言い終えたらまとめるでもなく急に「以上です」なんて言いながら話し終える。それを聞いているうちに、誰かのなかに話したい連想が湧いてきてそれを同じように話す。その連続。

まとめず、着地を想定しないで衝動的に話し始めるという点では、トークのアイディア・コンテストと言えるものだったかもしれません。一見非常にまとまりのないトークでしたが、そこにはまさに「ないようである」流れがあります。その流れをその場にいた皆が感じたことによって、直接的ではない、簡単にはいかないものにこそ豊かさは宿るという感覚が共有できたように思えました。これにはやや酒が入っていたことも功を奏した気がします。まさに場が発酵していたという印象です。トークの最後には小笠原先生がなぜか用意してくれていたギターがあったので酔いながら僕は歌ったのですが、それだけは発酵だったのか腐敗だったのか今でもわかりません。

精神医療と漢方薬は似ている

簡単にいかないといえば、精神医療もまったく簡単にはいきません。時間をかけても一歩も前進できていないように感じることはたくさんあるし、それどころか、患者さんと関わることで、むしろ自分は悪影響を及ぼしているのではないかと感じることも少なくありません。三歩進んで二歩下がったり、四歩下がったりと、日々の自分の取り組みが全部無駄なのではないかと思えることもあるのです。

でも、今回のトークイベントのように、一見無駄なやりとりばかりしているようだけど、そこに豊かさが見出せるということを経験すると、毎日の自分のグルグルもなにかしらの形になるのかもしれないと少し思えます。変化をしていくのは時間がかかるし、その時間をしっかりと経ることが大切なのでしょう。

時間を経て、その人にとって楽な生活のリズムや方法を一緒に探していくことは簡単ではないし、なかなかよくならないという曖昧な状態が続くのでとても大変です。でも、その過程を省略しようとすると、本当は不要な薬をたくさん使うことになったりと負担をかけてしまうことになりかねません。そのジレンマを常に抱えながら「治療」というものを考えています。

時間を省略しない、できない、つまり時間がかかるという意味で最近急激に興味を持っているのは漢方薬の分野です。

普段僕が主に扱っている西洋医学の薬は、効能がはっきりしていて、比較的早く効果が出ます。たとえば解熱剤、鎮痛剤、抗菌薬、精神科領域であれば睡眠薬や抗不安薬など、薬のねらいが直線的ではっきりしているのです。これは言い換えると、各症状に特化した薬ということなので、主に対症療法をしているということになります。

西洋医学の薬で、「なんとなく全体的に元気にさせる」といった、直線的でないフワフワした効能を持つものはおそらくありません。この全方位的なのか、方位がないのかわからない効能こそ、きっと滋養強壮《じょうきょうそう》というやつで、漢方薬にはそれが可能です。体質改善ということもニュアンス的には近いでしょう。

漢方薬にも即効性がある場合もありますが、効果が出るのに時間がかかるものが多い印象です。でも、うまく選べばジワジワと自分のなかのなにかが「ないようである」変化をし始め、結果、全体的にいい感じになるのではないかと僕は考えています。この形って、先ほども書いた、自分が精神医療で目指していることそのもののような気がするのです。だから、漢方薬の考え方をもっと知りたくて、勉強をしたり、自分で漢方薬を試したりしています。

人生のバイブル『ムーたち』

ただ、漢方薬ですべてが解決できるわけではもちろんありません。先日歯医者に行ったときにそれを痛感しました。まさに、痛い感覚を経て、痛感しました。

注射で使う鎮痛薬、歯科の麻酔薬は強力です。僕は、痛がりなのか、怖がりなのか、薬が効きにくいのかわかりませんが、歯科治療中、痛くて何度も「うっ」とか声をあげたり、手をあげたりします。そのたびに少量の薬が追加され、一時的とはいえ徐々に痛みは鎮《しず》まります。あの即効性は漢方薬には無理でしょう。時間をかけて準備するにしても、さすがに、あれほどの痛みを感じないようにさせる漢方薬はないはずです。

治療中、鎮痛薬が効いたあとは少し安心できるので、徐々にいろいろな考えがめぐり始めます。鎮痛薬以外の方法でこの痛みを乗りきることは可能なのだろうか？その結果浮かんできたのは、僕の人生のバイブル、榎本俊二さんの漫画『ムーたち』でした。主人公ムー夫が歯科治療を受けているときに、お父さんに痛みを移動させる方法を伝授されます。

たとえば、歯から腕に痛みを移動させると、腕は痛いけど過敏な歯が痛いよりはマシではないか、という考え方です。この新しすぎる認知療法とも言えそうな方法によって、ムー夫の痛みは、やがてムー夫の体を抜けて、治療台を通り、歯科医師に伝わったり、最終的に余裕を持って見つめていたお父さんにまで伝わったりします。最終コマでついに痛みが伝わり、手をあげるお父さんの描写はとても味わい深いです。

思考実験漫画『ムーたち』は、こんなことがあったらおもしろいなという思いつきが詰まった、秀逸なアイディア・コンテストのような作品なので、実際できるかどうかは問われません。そして、実際できるかどうかをすぐに考えるよりも、一見無駄なような、夢を語るようなことをしてみることが、もしかしたらいずれ驚くべき発見につながるのかもしれないのです。

まさか、長岡に行ってきた話と『ムーたち』がつながるとは、書き始めたときは予想もしていませんでした。あぁ、今回も驚いた。

第4話　加圧もプラセボも信仰も、そして発酵も、

冷凍保存されていたトラウマ

これまで加圧トレーニングというものにはまったく興味がなかったのですが、先日知人が一週間の to do に加圧トレーニングを入れていることを知りました。彼は、オシャレと文化だけで体も魂も構成されているような人で、一緒にカードゲームをしていたときにその話を聞いたのです。とても細い人なので、トレーニングをしていると聞いて驚きました。

一方僕といえば、まったく気にしていなかったのですが、十年くらいかけてかなり太ったようです。今勤務している大学病院は研修医のときに働いていたところで、先日、そのときに一緒に働いていたけど今は別の病院で働いている看護師さんが、外来の休憩室に久々に遊びに来ていました。

僕は外来中で、席を外せる時間はほとんどなかったのですが、挨拶《あいさつ》だけでもしようと休憩室に行って「おぉ、久しぶり！」と声をかけました。そのとき、その看護師さんは、元同僚たちと思い出話や近況報告で盛り上がっていたからかもしれませんが、一瞬だけ僕を見て「あれ、なんかすごく太ったね！」と元気に言って、また会話に戻っていきました。

「ガーン」という、音として存在しないのに漫画などでよく出てくる、「ないようである」感覚は、まさにこういうときに使うのでしょう。

久々に会ったのにそれだけ？ という「ガーン」ではありません。え、そんなに太ったなんて知らなかった……、の「ガーン」です。その日はその「ガーン」を引きずってしまい、少し歯切れが悪い診療になったような気がします。

僕は小学生～高校生のときまで誰から見ても太っていました。いくつかあったあだ名の一つは、思いっきりそれに起因する直接的なあだ名だったし、体験稽古に行った相撲《すもう》部屋で、真面目に通ってみないかと誘いを受けたこともありました。思春期を過ぎるころから、自分の体型が、親友で学年イチ人気のあった人とは明らかに違うことに気づき徐々につらい気持ちが生まれていきました。

でも、大学に入って一人で生活するようになると、金もないしまだ健康に気を遣う年齢でもなかったので、食事量が減って知らない間に少しずつ痩せました。いつしか、太っているという自己像は薄れていったのです。しかしおそらく、かつて抱えていた体型に関する劣等感はトラウマとして僕のなかに冷凍保存されるように存在していたのでしょう。看護師さんの言葉を聞いてから、そのモヤモヤがフラッシュバックして、心のどこかに重たさをもたらすようになりました。

これはもう、なにか対策をするしかない。でも、飲食することが大好きになってしまった今、無理矢理食事を我慢することはなるべくしたくありません。ダイエットのアプリなどを調べているうちに、食べたものを記録していると食べる量が少しずつ調整されるという情報を得ました。とりあえずその「レコーディングダイエット」でもやってみようかな、と思っていたころに、冒頭で書いた加圧トレーニングのことを聞いたのでした。

それから加圧トレーニングに興味を持っていろいろと調べています。イマココです。そうです。つまりまだダイエットは始まっていないし、この先とり掛かるかどうか決意もしていません。でも調べていて加圧トレーニングの仕組みはなんとなくわかりました。

加圧トレーニングから診療の達人を連想

加圧トレーニングのことをまったく知らなかった僕は、加圧のことをなんらかのダンベル的な負荷というイメージで捉えていました。でも調べてみると、腕や脚の付け根に加圧ベルトを巻いて、流れる血流を減らす負荷だということがわかりました。

筋肉に流れる血流が減れば、同じ運動をしても筋肉にとっては運ばれてくる酸素などが減っているので、より重労働になります。すると、激しく運動したときのような筋肉の疲れ方をするので、疲労物質の乳酸などが発生します。そして、そこまで激しい運動はしていないにもかかわらず、脳は「体さん、たくさん運動してすごく疲れているんだな」と認識します。脳は素直なのです。決して「こんなに乳酸が出てるけど、加圧をしているだけで、意外と運動量は少ないんちゃう？」とか疑ったりしません。

その結果、成長ホルモンなどが大量に分泌され、少ない運動で脂肪を分解したり筋肉を形成したりすることができるそうです。トレーニングの実際のつらさや危険性など詳しいことはまだわかりませんが、この現象自体はおもしろいと思いました（参照：e ヘルスネット、加圧トレーニング、谷本道哉、厚生労働省、二〇二〇年九月更新）。

「ある一定の運動→一定の筋肥大」という当たり前の図式を、加圧することによって「ある一定の運動→脳の勘違い→一定以上の筋肥大」に変えているということです。このように、脳が勘違いしたり、思いこむことによって、同じことをしているのにもかかわらず生じる結果が異なるという形は、もしかしたら他にもあるかもしれません。それを考えたい。思考が回ってしまって、もうダイエットに勤《いそ》しむ時間がありません。

たとえば、僕が普段おこなっている診療で言えば、処方の差し出し方とかプラセボ効果とかがそうかもしれません。

これまで何人かの尊敬する精神科医の診療を見学したことがあります。ある先生の診療では処方だけを見ると、ほとんどの人に似た処方をしていて、しかもとても少量なのに患者さんが調子よさそうにしているのを目にしたことがあります。

医学的、とくに西洋医学的に考えると、診断によって処方される薬の種類は異なるはずなのです。もちろん、診断を決めたらあとはガイドラインに定められた処方をすればよいというわけではなく、一人一人の状態や人となりを考えて処方を決めるべきなので、診断が違っても処方は同じという場合も多々あります。ただ、それにしてもだいたい皆同様の処方でしかも少量というのは見たことがなかったのです。

見学するうちに、なぜそのような処方で効果が出るのか少しずつ理解できてきました。まず待合室がとても居心地よくダラダラでき、そのうえでその先生にマイクを使ってではなく直接声をかけられて診察室に入ります。診察室ではゆっくり話をして、その先生の優しさと経験豊かな雰囲気に包まれるようになります。つまり、はたから見ていると、クリニックに入ってきてから先生と話し終えるまでの流れや雰囲気が大切なことで、薬は添え物のような感じで存在しているのです。

でも患者さんたちは「十年間どこで診てもらっても眠れなかったけど、先生のお薬飲んだら眠れたの。嘘みたい」などと言います。特殊な薬でもなんでもないのに、です。

これはいわゆるプラセボ効果の一種だと思います。一般的にプラセボ効果というのはあまりよくないイメージで捉えられているかもしれませんが、しっかりした量の薬を使わなくとも効果を実感できるなんて、体にとっては負担が少ないのでうれしいことのはずです。

この見学以降、それまでよりさらに、診療でも雰囲気の大切さを意識するようになりました。その先生のような診療は、僕がいつたどり着けるかわからない達人的な境地ですが、少しずつでもなるべく体に優しい診療に近づいていければいいと思っています。

ほんの少しだけの味方

科学的に未知なものが確かな助けになりうるという点では、信仰もあてはまるような気がします。

僕は、新年にはやや遠くに参拝に行きます。元々、信心深さはまるでない人間だったはずなのですが、今や毎年決まった好きな宿に泊まり、いくつかの神社に参拝をしています。

きっかけは、ある人に「あなたは猿田彦《さるたひこ》神社が合っていると思うから行ってみたらどう?」と言われたことでした。それまで、困ったとき以外に神社に行くようなことはしませんでした。「困ったときの神頼み」のみ、都合よくしていたのです。

でも、その人に言われるがままに行ってみることにして、行くからにはどんな神様なのか気になるので「古事記」の簡単なものを読み、河合隼雄《はやお》やユングを想起したりなどしているうちに、信仰の起因となる非科学的なものを感じられるような気になってきました。それはおそらく、気とか神様などのような、はっきりと捉えきれない、「ないようである」ものです。

参拝に行ったり、厄《やく》払いをしたりなどのおこないをしていると、なんとなくですが安心した気持ちになります。お参りしたからといってなにもかもがうまく転がるとも思っていないのですが、自分の人生を心地よくしていくための、ほんの少しだけの味方を得たような気持ちになることは確かです。

つまり、数ミリくらいだけれど、「〜をしたから大丈夫だろう」などの形で他力本願が許されるような気持ちになり、孤独な気分が少なくなるということです。これはきっとさまざまな場面で、意識できないほどではあるけど大切な柔らかさとか余裕をもたらしているような気がしています。

僕のようにオーソドックスな参拝をする人も、独特なおまじないやルーティンを持つ人も意味合いは同じだと思います。知人で大活躍中のミュージシャンは、ここぞというライブのときには赤い下着をはくと言っていました。

先日お話しした神社の神主《かんぬし》さんも「日本人は、神社でお参りをしながらお寺に行って念仏を唱えたりして無宗教だと言われます。でも、信仰心があるということ自体が大切なので決して無宗教ではないと思っています」と言っていました。これには強く同意したいです。

加圧もプラセボも信仰も、そして発酵も、「ないようである」なにかしらの現象が、われわれを助けてくれているような気がしてきました。

人というか、すべての生物は一人で生きていくには弱すぎるのだと思います。明確に頼れる人や場所、なんとなく心が落ち着く居場所、取り組み、などと同様に、目に見えず、科学で説明しきれないものにも支えられていると思うと、だいぶうれしい気持ちになります。

II

「ないようである」のレッスン

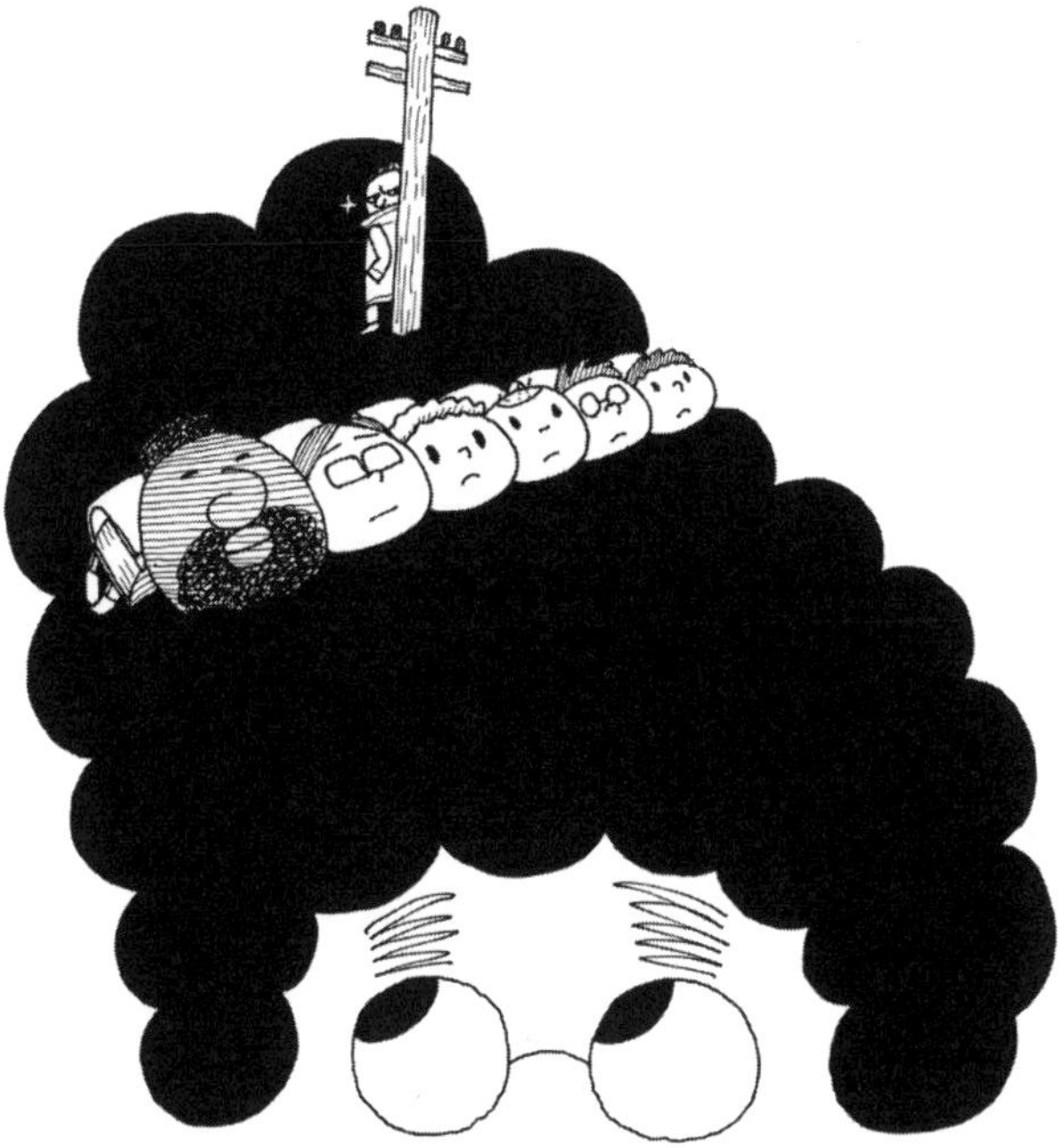

第5話　小さな神様に見えてしかたありません。

「古事記」につっこみをいれる

毎年、年末から年始にかけて、「古事記」をなにかしらの形で読んでいます。と言っても僕が読むのはかなり簡略化されたもので、それこそ子どもが読むような絵物語などに近いです。それくらいでないとなんだか難しそう。そのせいか、物語構成はかなりザックリしています。これは、「古事記」がもともとそうなのか、簡略化されているからなのかはわかりませんが、たとえば有名な話だと、スサノオノミコトがヤマタノオロチを退治する話。

出雲《いずも》の国に住んでいた老夫婦には八人の娘がいましたが、毎年一人ずつ順番に、恐ろしいヤマタノオロチに食べられてしまって、残っているのは末娘のクシナダヒメのみ。スサノオは、クシナダヒメをめとることを条件にヤマタノオロチを退治することにします。八つの頭を持つヤマタノオロチをスサノオは酒で誘い、八つの頭はそれぞれに酩酊《めいてい》して気絶。その間にスサノオは剣でその頭を落としていって退治したそうです。

ここで僕が考えてしまうのはやはり、どんな酒を飲ませたのか、ということです。だって、いくら酩酊していたとしても身体の一部が切り落とされたら覚醒するのではないか、と思うのです。八つあるといっても、首を落とされるって相当痛いはずです。そんな痛みの刺激でも起きないというのは尋常ではありません。もしかしたら、急性アルコール中毒で、首を落とされる前にすでに命を落としていたのかもしれません。

考えてみれば、ヤマタノオロチは頭は八つですが身体は一つです。八人分の大量飲酒を一人分の肝臓で代謝すると考えたら相当な負荷がかかりそうです。最初は、スピリタスのようにものすごくアルコール度数の高い蒸留酒を飲ませたのかと思ったのですが、蒸留機が発明されたのは二千年ほど前のはず。当時の日本にはまだそんな酒はきっとありません。でも、八人分の飲酒を一人分の肝臓で代謝すると考えると、日本酒でも十分急性中毒を呈する可能性もあるのではないかと思うのです。

とまぁ、こういう感じでたくさん疑問が生まれます。他にも、クシナダヒメは姉たちを毎年きっと目の前で食べられていたと思うので、心的外傷は大丈夫なのか、とか、そもそも家族はどうして一年中逃げなかったのか、とか、剣は刃こぼれしないのか、とかキリがありません。

こういう野暮《やぼ》な疑問を「古事記」や他の神話に対して抱くのは僕だけではないはずです。そして、そんな野暮たちを余裕で受け止めながら、それも含めて夢中にさせられる魅力が、「古事記」という物語にはあります。かなり大味なんだけどそこにも惹きこまれてしまうような器の大きい物語が僕は好きです。

大味な外国映画で考えてみると、僕は『オーシャンズ』シリーズや『特攻野郎Aチーム』、『X－MEN』など、個性的な奴らのチーム映画は好きですが、『スパイダーマン』などの突出した個人の映画にはあまり惹かれません。これは良し悪しの問題ではなく、きっと自分の特性として、MANよりもMEN、八百万《やおよろず》な形、和・輪を感じるもの、が好きなのでしょう。そういう形の夢を見させてくれる物語であれば、細部はひとまず積極的に放棄してひたりたい、と自分は考えるようです。「古事記」は僕にとって、まさにそういうものです。

「見る」について考えている

夢を見させてくれる、という話をしましたが、僕は悪夢にうなされる人の話を聞いたりしていて、眼を使って見ているわけではないのに、夢が「見える」というのは、どういうことなのだろうと考えます。悪夢は薬物療法などでなかなかコントロールすることができません。

これについて、池谷裕二さん・中村うさぎさんの対談書籍『脳はみんな病んでいる』のなかで、おもしろいことが書かれていました。先端的な脳研究者である池谷さんによると、脳は身勝手なストーリーテラーだそうで、断片的な情報を与えられると、そこから物語を構築するそうです。

「見る」という行為もそうで、われわれはいろいろな物を「見る」ことができると思っていますが、実際目の網膜《もうまく》から入ってくる情報は0とか1のようなデジタル化された電気パルスのみで、それを受け取った脳が、これまでの経験などをもとに情報を補完し、解釈した形が「見る」という事象だそうです。つまり、じつはほとんど見えていないということで、池谷さんは「見る」というのは「信じる」に近い行為だとも書いていました。

だからたとえば幻覚を見るような人についても、それが「症状」として「異常」であるというより、なにかしらの断片的な刺激によってたまたまその人の脳が問わず語りをした、とも言えるのではないかと思います。

こう考えると、われわれが見えているものだけが、すべての見えるはずのものではないなと思うし、「正常」とはなんなのかというテーマにもぶつかります。まさに、「ないようである」ものは果てしなく存在するなぁという感じです。

夢についても同様です。夢は、寝ている間に脳が情報処理・整理をする過程で見るらしいと言われますが、そのときの断片的な情報をきっかけに脳が問わず語りをした結果が夢を見るという事象なのかもしれません。だとしたら、たとえば悲観的にならざるをえない状況にいる人が、悪夢を見てしまうことが多いのも少し納得できるような気がします。脳の問わず語りの方向は、気分にも影響されそうですもんね。

お参りにて

そんなことを考えながら、二〇一九年の正月もお参りに行きました。「古事記」を読んでいたし新年だし、参拝に対する気持ちは高まっています。神社では参道の真ん中は神様が通る道なので、参拝者は左右どちらかに寄って進みます。僕が参拝した神社では、参拝者は右側通行で、参拝する場所までつながる橋では、真ん中の神様の道は少しだけ高台になっていて、あぁここは歩くべきではないな、と思える形になっていました。

敬虔《けいけん》な気持ちでお参り。新年のご挨拶をして、「ふぅ」と息を吐き、静まった心持ちで来た道を戻ります。もちろん右側通行。参拝に向かうたくさんの人たちとすれ違いながら進み、先ほどの橋の半分以上を過ぎたころ、「あれ?」と目を疑いました。

橋の真ん中の少し高台になっているところ、つまり神様が通る道を小さい人が歩いていたのです。

え?　神様?

そういえば、スクナビコナノカミという、オオクニヌシノミコトと国造りをした小さな神様がいました。スクナビコナノカミはだいぶ小さかったようですが、八百万の神というくらいですから、ちょうど子どもくらいのサイズの神様がいても全然おかしくないような気がします。

先述の『脳はみんな病んでいる』の影響もあって、そのときの僕は、自分に「見る」ことができていないことなんてたくさんありそうだ、と普段よりも強めに考えていました。だから、真ん中の高台の道をこちらに向かってくるのが、小さな神様にちがいない、くらいに思えたのです。

もしかしたら、「古事記」を読み、神様に思いを馳せ続ける僕のために、少しお姿をあらわしてくれたのかもしれない。新年から、なんてうれしい出来事が起こるんだ。つらいことはたくさんあるけど、これで一年間がんばれる気がします！　ありがとうございます！

信仰が盲信に変わりそうになったそのとき、

「○○ちゃん、こっちおいで」

とあとから歩いてきた大きい人こと、○○ちゃんのお母さんが小さな神様に呼びかけ、小さな神様こと、○○ちゃんという名の子どもは真ん中の高台を降りて、おぼつかない足取りで右側通行の列に加わりました。

まぁそりゃぁそうなんです。ちょっとした高台の真ん中の道なんて、子どもにとったら真っ先に乗ってみたくなるシチュエーションです。混雑した列に飽《あ》きて、高台に乗って歩いてみたのでしょう。結局僕が見たと思った神様は人間の子どもでした。でもそれが明確になっても「なーんだ」と残念な気持ちにはなりませんでした。むしろ、なんだか幸せな体験をしたという実感は残り、うれしくてこうやって文章にもしています。

この、なかなか得られない、じんわりと心あたたまる実感こそ、見えはしない神様が僕に授《さず》けてくれたものなのかもしれません。神様、ありがとうございます。

第6話 「そもそも」を追うことが鍵のような気

寝小学生が五人

僕の勤務先は関東近郊で、日々通う常勤の勤務先と、日々通うわけではない非常勤の勤務先があります。それぞれの勤務先同士はけっこう離れていて、しかもそれぞれの勤務先がそれぞれの最寄り駅から離れていたりもするため、移動は車ですることが多いです。生来不注意な傾向がある僕は、日常生活では不注意予防の意味で車移動をしません。だから、車の運転といえば、勤務地周りのかぎられた地域で するだけです。

その日も非常勤の勤務先へ向かう途中でした。運転し慣れた道で、大きな緊張感もワクワク感もとくになく、いつもと同じようにFMを聞きながら鼻歌まじりに運転していたところ、イレギュラーな光景が一瞬目に飛びこんできました。

車道と歩道の境目くらいのところに小学生が五人ほど寝ていたように見えたので

す。いや、でも、トラックもバンバン走る大きな道路。常識的に考えて、そんな危険なことをするだろうか。Uターンして確かめることはしませんでしたが、しばらくこのことは頭から離れませんでした。

そして数日後。また非常勤先へ向かうため、同じ道を車で走っていると、またいました。間違いありません。大きな道路の歩道と車道には通常段差がありますが、ところどころ、車道から曲がって歩道を横切って建物などに入るために、歩道と車道の間が傾斜になっているスロープのような場所がありますよね。その場所に、小学生くらいの男子が五人、車道に足を向け仰向けに寝そべっていたのです。

スロープになっているからか、少し上半身が起きていて、ちょうど車道を観察できるような角度に調整されているようにも見えました。歩道にはまぁまぁの人通り、車道には車びゅんびゅん。

その狭間《はざま》に寝小学生が五人。なんでもない関東近郊の一景色のなかで、強い違和感を放《はな》っていました。

どうしても気になって、近くに駐車してその場所に徒歩で向かいました。歩道から近づくと彼らの横からアプローチすることになります。それでまた新たなことに気づきました。彼らは傾斜になっている場所にただ寝ているだけではなかったのです。ランドセルを背負ったまま寝ることによって、ランドセルを頭のほうに少し滑《すべ》らせて、座椅子の背もたれのように使っていました。それでシートをちょうどいい感じにリクライニングしたくらいの角度に自分たちの姿勢を調整していたのです。まるで、サウナで温冷交代浴のあと、「ととのい」に入っているおじさんたちみたいな雰囲気。

人や車が通り過ぎる喧騒《けんそう》のなか、理想の姿勢を確保することに対する、妥協のない姿勢。その工夫と、周りの視線をまったく気に留めない肝の太さに感動さえ覚えました。これらは運転しながら見たときには気づかなかったことです。やはり物事は多面的に捉えるように意識したいとあらためて思います。

「どれくらい？」「飽きるまで」

でもどうしてこんな危険な場所でこんなことをしているのか。まさか、小学生の幽霊……、なんてことはありません。車中で怪談噺《ばなし》「牡丹灯籠《ぼたんどうろう》」を聴いていたことが、自分の連想に安直に影響を及ぼしているのを感じながら、とにかく不思議だったので、僕は彼らに話しかけました。

「なにやってるの？」

「車と空みてる」

はたから見れば、車を停《と》めて小学生の集団に近づき話しかける怪しいおじさんです。

「楽しい？」

「楽しい」

「えっと、なにかつらいことがあったとかじゃないよね？」

「は？　ねーよそんなの」

「ここ危なくない？」

「え、だいじょぶっしょ」

「いつもいんの？」

「いるよ」

「どれくらい？」

「飽きるまで」

「ふーん……」

「……」

「……」

ここで、「おじさんはなにやってるの」などの気遣いのある会話に発展しないところが小学生くらいの人、とくに男子との会話で特徴的、かつおもしろいところだなと思います。

話すうち、僕もそこに寝てみれば彼らの気持ちがわかるのではないかと考え始めました。なににおいても、人のことをわかろうとするには同じ状況に身を置くことがもっともリアリティがあると思うからです。

ただ今回の場合、それをすると彼らをびっくりさせて、怖がらせてしまうかもしれません。しかもその場所は大きな工場の入り口で人通りもそこそこ。いい大人が道端に寝ている小学生に話しかけて、危ないぞと注意するのではなく一緒に寝るなんて、大人の行動として逸脱《いつだつ》しすぎています。結局、工場の守衛さんに、「入り口の道路に楽しそうだけど危険かもしれない小学生の集団がいるので気にしておいてほしい」という、今思うとなんだか必要以上に危機感を煽《あお》ってしまいそうなことを伝えてその場をあとにしました。

それからしばらく、非常勤先へ移動するときに彼らを見かけましたが、何度も車を停めて話しかけたりするといよいよ怪しいので、そのまま通り過ぎていました。毎回人数は少し増えたり少し減ったり、平均五人くらいだったと思います。

違和感を掘り下げてみる

今回の小学生たちのことに僕が気づいたのは、歩道と車道のギリギリのところに寝るなんてことは常識的にはしない、という前提があったからだと思います。これが、たとえば時々道端に寝ている人がいる地域だったとしたら、違和感は覚えずただ通り過ぎたにちがいありません。

一方、小学生たちからすれば、あの場所に寝て車や空を見るというのはイレギュラーなことではなかったのだと思います。きっと、ただスロープに寝て車とか空見るの、なんかいい、しかもランドセル使ったら見やすいじゃん、といった感覚のみだったのではないでしょうか。

同じ時間、同じ事象のことなのに、違和感を覚える人と覚えない人がいるというのは、前提となる「普通はこう」という「常識」が人によって違うことを意味します。そしてその、われわれが当たり前のように共有している気になっている「常識」ですが、その実体は、思いのほか曖昧なものなのかもしれません。「多くの人たちがこうだから」という多数決のようなこと以外、「常識」と「非常識」を分ける根拠がないような気もしてきます。

僕の友人で、国民的バスケ漫画『スラムダンク』を人から激推しされて、楽しみに読んでいたら、一度も感動することなく読み終えてしまったという人がいます。誰が読んでも感涙にむせぶ作品だと思っていた僕は驚きました。違和感を抱いたのです。

話してみると、漫画に登場する選手が皆、高校生離れしすぎていてリアリティがなく、感情移入しきれないということでした。僕もその感覚はわかるけど、別の世界の物語としてエンタメを楽しんでいると言うと、それもわかるけど、自分のなかの最低限のリアリティを大切にしたい気持ちが強いと言われました。

その人は映画をつくっています。その人の作品を観たところ、そのリアリティが保たれたなかで、現実が不思議に歪《ゆが》んだような、真顔で笑ってしまう感じのとても魅力的な作品でした。仮に僕が映画づくりをできたとしても、こんなリアリティの深め方はできないだろうと尊敬の念を覚えました。

人とのあいだで違和感を抱いたとき、その違和感を掘り下げてみるのは興味深いことだと僕は思います。違和感の一部に、相手と自分との意外な共通点を見出したり、自分とは違う、今まで自分のなかにはなかった価値観に出会える可能性があるからです。

それには、「そもそもどうして違和感を覚えるのだ」と、「そもそも」を追うことが鍵のような気がします。そして、自分とは少し違う価値観をもつ、自分のなかでは部分的に「非常識」であるような相手の営みは、ときにとても新鮮でうれしい刺激になります。

こう考えると、僕が寝小学生たちと接触を試みたのは、僕のなかにある「常識」から自然に逸脱している姿に心が動いたからかもしれません。他人から「うわぁ、道で寝てる」という違和感のある目で見られるかもしれないという不安を軽々と飛び越えているように見えたのでしょう。それで「おまえら、すごいな〜」って憧れの眼差しを持って近づいたような気がしてきました。

彼らと会ったのは数年前。今ごろどうしているでしょうか。

第7話 「精神と時の部屋の逆の部屋」みたいな、

恋愛。それが終わるとき。

気持ちがつらいとき、当たり前ですがすぐにその状態から脱したいと考えますよね。そうなんだよなぁ。でも、なかなかそう簡単にはいかないんですよね。

僕はつらいとき、人間がデジタルな仕組みだったらいいのに、と思わず考えてしまうときがあります。こんなSFみたいな考え、普段はバカバカしく思えるし、なんとなく危険思想の匂いもします。でも、つらいときというのはなんにでもすがりたい気持ちになるものです。

たとえば恋愛で考えてみましょう。

想像してみてください、恋愛。それが終わるとき。

自分は相手のことがまだ好きなのに、なにかしらの事情でお別れしなければならないという状況。想像するだけでつらくて胸が張り裂けそう。私見ですが、まったく叶わなかった恋よりも、蜜月のような時期を過ごした場合のほうが、諦めるときにつらさを伴うのではないでしょうか。好きだから一緒にいると楽しいし、相手も自分のことを好きでいてくれることで得られる、「自分は居てもいい」という圧倒的な承認、そして無条件に肯定される感じ。恋人同士になるということは、これらの快が重なり深まるということで、脳内では、その人の存在、イコール、このうえない喜び、という仕組みが徐々にできあがります。

相手のことがまだ好きなのに恋愛が終わるというのは、突然この仕組みを失うということです。この突然訪れる現実に、人間はすぐには対応できません。脳の仕組みでは一緒にいると楽しいはずなのに、現実では一緒にいられない。脳の仕組みでは自分を無条件に肯定し、受け入れてくれるはずの人が、現実では「もうそれはできません」と表明している。

うお〜、超つらい。自分のなかで徐々にできあがった、その人、イコール、このうえない喜び、という仕組みは、すぐには「ない」ものにはできません。そのために、「〜したいのに、〜してはならない・〜できない」という葛藤が生まれて、とてつもなくつらい気持ちになるのです。

急な環境の変化が人をつらい気持ちにさせるというのは、もちろん恋愛にかぎったことではありません。僕は二カ月ほど前に大学病院に異動して、そのシステムにいまだに慣れることができなくてつらいし、仕事や日常生活での環境変化によって心身に不調をきたして診療の場を訪れる人はとても多いです。

こういったさまざまな、ある程度しかたのない環境の変化に適応しなければならないとき、冒頭にも書いたように、人間がデジタルだったら、と想像してみることがあります。この想像は、デジタルな分野に非常に疎《うと》い僕がしているので、もしかしたら頓珍漢《とんちんかん》な想像かもしれません。

でもつらいとき、システムエンジニアがプログラムを書き換えるようななにかしらの作業によって、自分のなかに「ある」それまでの習慣とか流れを突如「ない」ことにできれば、つらさはかなり軽くなるか、下手したらなくなるのではないかと思うことがあるのです。だって、「今まではあぁだったのに、今の現実はこう」という状況が、「今の現実はこう」だけになるわけですから、理論的には葛藤が生じなくなるように思えませんか。

でもそんなことを考えた直後に毎回思い直します。無理じゃん……。

人間は生体ですから、どんな変化をするにも、途切れない流れがあります。デジタル信号のように、その流れを間引くことはできません。そして、それゆえの経年変化とか、円環的なあり方こそが、生体の、アナログな魅力なのだと思います。

先ほどの例に戻ります。失恋したとき、いろいろ考え方を工夫して相手のことを忘れようとしても、どうしてもすぐには忘れられません。でも突然ではなく徐々に、であればその傷は癒《い》えることが多いのではないでしょうか。徐々に相手のことを忘れたり、友人に話を聞いてもらったり、落語を聞いたり（これは僕の場合）とかしながら、時間が経過していくのを待つ。そしてやがて、あぁ、なんだかやっと大丈夫になってきたかもしれない、とじわじわと思えてくる。こういうことってありますよね。これはもちろん恋愛だけではなく、他の環境変化に慣れていく場合にも共通することだと思います。

「精神と時の部屋」案

そうか、ということは、時間を早く経過させればいいのかもしれません。頭に浮かぶのは、「精神と時の部屋」です。漫画『ドラゴンボール』に出てくるこの部屋では、現実世界の一日の時間で一年分の時が流れます。部屋のなかの重力は地球の一〇倍で、そこで修行すると、現実世界の一日で驚くほど強く成長することができるというものです。つまりこの部屋は、時の流れを劇的に早めるという効果があるわけです。

いや、でも、気持ちがつらいときに「精神と時の部屋」に入るとどうなるんだろう。結局、部屋のなかでは時間を過ごすわけですよね。現実に戻ったときに、他者から見たらワープしたように見えるというだけです。自分の体験として、つらい気持ちが癒えていく過程を飛び級できるわけではないのです。つまり、早く忘れたい、とか、早くつらい気持ちがなくなってほしいと考えながら、なかなか変化していかない曖昧な時期というのは、どちらにしても過ごさなければなりません。そのうえ、重力が地球の一〇倍。気持ちのつらさと無関係に……。

ダメダメ、余計につらい。しかも、現実世界では一日で回復した人のように見えるので、自分のなかでつらい過程をちゃんと経ているのにもかかわらず、それは誰にも伝わりません。むしろ、一日でモヤモヤを解決できるなんてすごい、ストレスマネージメントの神！　なんて思われたりする可能性もあります。そうすると、自分が厳しい時期を耐えたことは自分しか知らないことになるので、二次的に強い孤独感に苛《さいな》まれ、新たなつらさが生まれるかもしれません。

閃《ひらめ》いた！　と思いましたが、「精神と時の部屋」案もダメです。やはり、自然の経過を「ない」ことにしたり、短縮したりすることは考えないほうがよいのだと思います。

ただ、まだできることはあるかもしれません。気持ちのつらさが長引いてしまう要素というのはなにかと考えてみると、最初に思い浮かぶのが焦《あせ》りです。

なにかしらによるつらさに苛まれたとき、早くつらさがなくなればいいと考えます。でも、先ほども試行錯誤したように、そう簡単にはいきません。このとき、回復するにはけっこう長い時間がかかる、ということをあらかじめ把握していないと、きっと驚くほど、待つことに耐えられません。あぁ、まだ変わらない。このままずっと悩みを抱えた状態で生きていくのだろうか。周りからどんどん置いていかれているような気がする。など、焦りが循環して大きくなっていきます。

そうなると、「気持ちのつらさがよくならないような気がする」という不安だったものが、焦りの修飾を受けて、「気持ちのつらさはもうよくならない」という確信に近いものに変化してしまったりするのです。こうなると、大丈夫な方向に変わっていくのにさらに時間がかかるのは想像に難《かた》くないですよね。

ゆっくりの時間

六月の頭に、僕が尊敬する先生のクリニックに見学に行きました。達人の診療に同席させていただけるなんてまたとない機会で、気を引き締めてクリニックを訪れたのですが、まず入ってみると、なんだか他の病院やクリニックと雰囲気が違います。

待合室がやたらと広く、ソファがたくさん置いてあります。観葉植物がそこかしこにあるのですが、全然整えられておらず伸びっぱなし。天井まで到達してジャングルの植物のようになっているものもあれば、太陽の方向に伸びるからか窓に寄りかかってしまって、その寄りかかりをなくすと倒れてしまうものもありました。もう、観葉植物というより、やや野生。置いてある本にしても、漫画主体で難しい本は見当たりません。なんだか不思議な空間だなぁと思いながらご挨拶をしました。診療が始まります。静かに話を聞き、時々ボソッとなにかを言う先生。それに対して、訪れる人たちは嬉々《きき》としてしゃべっているような明るい表情。お話の内容はそれぞれのお悩みではあるのですが、なんだか多くの診察室に流れている空気よりも雰囲気が明るいのです。

先生自体はとくに明るくしているわけではありません。人によっては、重めの診断名の人ももちろんいるのですが、その人たちも明るい。とても不思議に思って、診療の合間にそのことを先生に質問すると、「みんなだいたい直前まで寝てるから。元気でしょ、それは」と仰いました。

え、寝てる？　その後、トイレに行くために待合室を通ると、なんとほとんどの人が待合室で寝ています。寝ていない人も、超ダラダラしてる！

クリニックの待合室というより、スーパー銭湯の漫画とかが置いてあるフリースペースのようです。広い待合室に余りあるソファ、伸びっぱなしの観葉植物、それらすべてが醸し出す「ないようである」楽な雰囲気が、緊張をほぐすはたらきをしているのではないかと思いました。

診療終了後、待合室で皆さんが寝たりダラダラしたりしていたことを先生にお話すると、「だってみんな疲れてるんだから、寝ちゃうほうが自然でしょ。柔らかくてゆっくりな時間てなかなかないから。いいじゃない、この場所くらいはダラダラで」と仰いました。

ゆっくりの時間。現実世界で一日経っても、そこでは、もっと少しの時間しか流れていない感覚になるのかもしれません。部屋のなかの重力については、きっと外と変わらないと思うけど、体は楽な感じ。そこで過ごすと、強くはならないし成長もしないけど、驚くほどダラダラできる。そんな場所で待って、その後にとても柔らかい診療を受ける。現実世界に戻ったときには、つらい問題点がさほど変わっていないとしても気持ちは楽になっている。

あのクリニックは「精神と時の部屋の逆の部屋」みたいな、ゆっくりの時間が流れている場所だったのです。

それがどんなに安心できることか。訪れてきていた人の明るさを見れば容易にわかります。時間を早める、早くよくなりたいと焦る、のではなく、ゆっくりの時間を過ごすことがじつは大切なことであると体感できたその場所は、とても静かで、とても刺激的なところでした。

関東の外れの外れにある、「精神と時の部屋の逆の部屋」で、僕は「ないようである」、心理臨床の極意を体感したような気がしました。そうだな。まずは観葉植物を手に入れて、無造作に置くところから真似してみよう。

第8話　信頼というのは、信じて頼ると書くわけで、

胸鎖乳突筋の起始部が左右で違うなぁ

二〇一八年の十二月三十一日、初めて整体に行きました。これを言うとけっこう驚かれます。四十年生きてきて一度も整体の施術やマッサージを受けたことがないというのは珍しいことのようです。

でも、僕もそれまでそういうものをまったく必要としていなかったわけではないのです。むしろ、髪を切りに行って簡易的なマッサージをしてもらったり、友人に肩を揉《も》んでもらったりしたときには決まって、「ものすごい凝《こ》っている」と言われてきました。でも、自分としては首にも肩にも不具合を感じていなかったし、不用意に整体に行って、「ないようである」凝りの存在に気づいてしまったら、日々けっこううっとうしいのではないかと考えると、積極的に行く気にはならなかったので

す。

そんな僕がどうして整体に行く気になったかというと、よく行く居酒屋でたまたま居合わせることが多かった整体師の人がきっかけでした。

僕がその居酒屋に行くときは一人だったり、一人ではなかったりするのですが、その人は毎回一人。何度か会ううちに話すようになりました。風貌《ふうぼう》としては、スキンヘッドの男性で、タイトめのTシャツを着て、いつも小さな手さげのバッグを持っています。荷物はそれだけ。装備としては、近所へお出かけ程度の軽装です。でもそのお店があるのは渋谷。多くの人にとって渋谷は、近所にお出かけ程度の装備で出向く場所ではないはずなので、話すようになってからまずはそのことを質問しました。

「やたら軽装だと思うんですけど、お近くなんですか？」

「そうなんですよ、この近くで開業してて」

「え、開業？　お医者さんなんですか？」

「いや、整体師なんですよ」

「あぁ、なるほど」

「お仕事はなにされてるんですか？」

「僕は精神科の医師なんです。けっこう近い業界ですね！」

「え、医者!?　うわ〜、待ってました。名前は？」

「あ、がいねんです」

「がいねんさん、あのさ、ちょっと飲まない？」

「いや、飲んでますけど」

「飲んでさ、もっと身体の話しようよ」

こんな調子で、最初はよそよそしかったのですが、僕が医療者だと告げた途端、急に二人の間にあった垣根を一方的に低くして、いろいろな筋肉の話を始めました。突然タメ口になったことも垣根が低くなったあらわれにちがいありません。次から次に、解剖学の専門用語が出てきます。僕からしたら、肩周辺の筋肉の細かい名前なんて大学二年のときの解剖実習以来ご無沙汰なので、もはや、聞いたことあるなぁくらいなのですが、彼はそんなことおかまいなしです。

「がいねんさぁ、ちょっと首、傾いてない？　自分でわかる？」

「わからないけど、子どものときは斜頸《しゃけい》で、手術したみたいです。まぁ、覚えてないですけど」

「あぁ、だからか！　なんかさ、胸鎖《きょうさ》乳突筋《にゅうとつきん》の起始部が左右で違うなぁって前から思ってたんだよね。なるほどね。だからか～」

「前からそんなとこ見てたんですか？」

「いや、だって気になるもん。あ、ちょっとさ、肩揉んでいい？」

「え？　あ、はい、ありがとうございます」

「おぉ、けっこういい筋肉してるけど、硬いなぁ。これだと凝ってること自体わからないんじゃないかな。あぁ、もっと触りたいなぁ」

「そうなんですよ。凝ってるって言われるけど全然実感ないんです。え？　触りたい？」

「今度施術受けにきてよ」

　こんな感じで、酒を飲んでいる最中に身体を触られたり、自分の筋肉に対して評価をいただいたりすることが何回か続きました。はじめのうちは、触りたいって言われても……、って思っていましたが、徐々に、この人は本当に筋肉と骨、神経が好きなだけということがわかりました。

なにしろ、一年で元日を除く三六四日施術しているんです。もうこれ、人間の骨組みオタクと言わざるをえないのではないでしょうか。なにかの分野をオタク的に突き詰める人の話は必ずおもしろいです。

彼はいくら酔っていても身体のことばかりまくし立てるように話し続けて他の話はしないのですが、僕は日に日に惹きこまれて、気づけば僕のほうの垣根も下がっていました。相手に対して垣根が下がるということは、信頼に近づいている印です。こうして僕は、重い腰を上げて大晦日についに整体の施術を受けに行きました。

垣根の上げ下げ

コミュニケーションをするとき、相手との間には「ないようである」垣根が存在するように思います。その垣根の高さによって、会話や雰囲気の柔らかさが決まるのです。

垣根が低くなれば、会話や雰囲気は柔らかくなっていくはずです。ただ、この垣根は通常、会話をしてお互いが徐々に下げていくか、もしくは自然に下がっていくものです。会話や関係性がうまくいっているときは、無意識的に「われわれの垣根、今これくらいだよね」という、「ないようである」合意のもとにお互いの垣根の高さを認識して、適宜タメ口になったり、連絡先を交換したりするのだと思います。この垣根をどちらかが一方的に下げようとしすぎると、多くは不自然な形になります。

たとえば悪徳商法のような手口はこれに当たるかもしれません。僕は中学生のとき、路上でいきなり「ハイ、ハゥワーユー」と一般的な日本人の風貌をしたおじさんに声をかけられたことがありました。その人はいきなりものすごく馴れ馴れしく「君はこのままじゃ英語がしゃべれないままだけど、いいのかな」と話しかけてきたので、警戒心と意味のわからなさから僕の垣根はグーンと高くなりました。

でもそんなことおかまいなしに、「君が英語をしゃべれるようになる、つまり、イングリッシュグッドスピーカー（ここ、発音がすごく英語っぽい感じ）。夢じゃないよ」とか言いながら、英語塾への入塾の話を進めていきます。もう月謝などの細かい条件は覚えていませんが、おそらくまともなものではなかったはずです。最終的に「レッツサイン！」みたいなことを繰り返し言うのでいよいよ怖くなり、どうしたらよいかわからなくなって走って逃げました。

この垣根の高さ、信頼の有無はコミュニケーションにおいてとても大切なものですが、さらに、コミュニケーションから発展するいろいろなことにも影響を及ぼします。

居酒屋で出会った整体師の施術を受けに行ったとき、すでに人間の骨組みオタクのその人のことを僕は信頼していました。しかも施術中もいつもと変わらずずっと身体の話をしているので、初めての整体で感じていた緊張もほぐれて安心できました。つまり信頼は施術中も揺らがなかったということです。施術後は、驚くほど身体が軽くなったような気がしました。

施術した日はとくに血流がよくなってかなり酔いやすくなるので、飲みすぎに気をつけてと言われたのですが、その日は大晦日。飲まないわけにはいかず、友人とともに年越ししながら人狼ゲームをやっていたら、彼の予言通りすごく酔っ払い、人狼ゲームでまったく使い物にならないお荷物のような存在になってしまいました。

別の日、僕が整体初体験の話をいろいろな人にしていたら、友人の紹介で、ゴッドハンドと名高いらしい人にお試し施術をしてもらえる機会に恵まれました。しかし、会って話してみると、なんだかあまり打ち解けられません。居酒屋の彼と比べると全然身体の話をしないし、「なにはともあれ私に任せなさい、なぜならゴッドだから」みたいな空気が出すぎている気がして、信頼しきれませんでした。

その日受けた施術は、たぶん内容的には居酒屋の整体師と大きくは変わらないものだと思うのですが、むしろ身体が重くなったような気がしました。その日も酒を飲みましたが、酔いすぎることもありませんでした。

この二つの例を比べてみると、自分が相手を信頼しているかどうかの垣根の高さは、施術が身体にもたらす効果にも影響を及ぼしたのではないでしょうか。「心身相関」という言葉があるように、垣根が高く信頼ができていない緊張した気持ちでいると、身体もほぐれるはずがないと言えるのかもしれません。

小さい小さいマイクロ宗教

これは、日々の診療で僕が感じていることでもあります。

精神科の診療では、薬による薬物療法と、それ以外の非薬物的な取り組みを組み合わせておこなうのが一般的です。非薬物的な取り組みのなかには、専門的な心理療法などがいくつも含まれますが、たぶん一番大切なのは専門的な取り組みの前に、雰囲気を柔らかくすることです。

専門的な心理療法も、薬物療法も、受診に来る人にとってみたら今まで身に馴染みのない「異物」のようなものです。僕が整体の施術に対してずっと気が進まなかったのも、施術というものを自分にとっては未体験の「異物」と感じていたからだと思います。居酒屋で出会った整体師を人として信頼できたことは、僕のなかで「異物」であった整体の施術を、彼の施術にかぎって「少し異物ではないもの」に変化させる、「ないようである」触媒のようなはたらきをしたのかもしれません。

少し異物でなくなれば、気持ちが和《やわ》らぎ受け入れやすくなるので、技術が本来もたらす効果にブレーキをかける恐怖や不安の要素が減ります。場合によってはブレーキをかけるどころか、効果を盛るような作用さえあるような気がします。

精神科における治療も同じです。心理療法に関しては、治療される側とする側の関係性が影響しそうなのは想像できると思います。一方、薬物療法は、化学物質である薬物を内服したり注射したりする治療なので、そこに信頼の有無など入りこむ余地はなさそうです。でも、前にも書いたように、実際臨床をしていたり、大先輩である精神科医の診療に陪席させていただいたりすると、薬物療法の効果にさえ、処方される側とする側の信頼の大きさが関係しているように感じられます。

この現象は、信頼ゆえに、「あの先生が出す薬は効くはずだ」と自己暗示をかけるようなことかもしれず、もはや小さい小さいマイクロ宗教のような構造なのかもしれません。信頼というのは、信じて頼ると書くわけで、そういう構造は、盲信するのではなく、「ないようである」くらいで留めておくのがちょうどよいのかもしれません。

あぁ、もう「かもしれない」がすごく増えてきました。人に信頼感を与えるには「かもしれない」と迷ってばかりいてはいけない、と思いがちですが、簡単に断言せずに、「かもしれない」と迷い続けているほうが僕は信頼できるかもしれない。「そもそも」と物事を掘り続けることと、「かもしれない」と答えを決めないことを大切にしたいです。突然ですが、ここに「そもそも、かもしれない教」を開宗します。

第9話 共通するのは、「曖昧さに耐える」ということ

先日、素晴らしいソウルバンド「思い出野郎Aチーム」の高橋一《まこと》さん、通称マコイチさんと、思い出野郎Aチームのデザインを多く手がけている國枝達也さんとともに、思い出野郎Aチームの新譜『Share the Light』の発売を記念したトークイベントをおこないました。

余談

いきなりですが、しばらく余談です。

僕は、子どものころテレビ東京で繰り返し放送されていた、吹き替え版の『特攻野郎Aチーム』というアメリカのドラマが大好きでした。これは、アメリカ陸軍コマンド部隊出身のおたずね者四人組が、人々の依頼で悪と戦うドラマです。

四人のメンバーにはそれぞれあだ名がついています。作戦を立案するハンニバル、超イケメンで老若男女を虜《とりこ》にしながら騙し、物資調達をするフェイスマン、モヒカンで大きい体ながら精密な機器の製作や修理が得意で飛行機が失神するほど嫌いなコング、天才パイロットだけど奇行が多く、退役軍人病院に入院しているクレイジーモンキー。この、すごくて、かつダメな四人組が痛快に活躍していくストーリーに夢中になり、大人になってからDVDボックスを買いました。

特攻野郎Aチームを知って以来、前にも書きましたが、僕は一人の圧倒的な人物が主役の物語よりも、素敵なチーム全体が主役になっている物語を好むようになりました。いくら物語の主役といっても、一人だけあまりにもすごすぎるというのには違和感を覚えるからです。

また、じつは僕の「概念」という名前も、かつて組んでいたバンドで名前を変えることになり、特攻野郎Aチームを参考にして決まったものです。バンドのコンセプトや作詞を担当していたから僕は「概念」。他のメンバーの名前は、美メロづくりが得意な「名作」と、八百屋の店長でもあったドラマーの「体力」、途中でバンドをやめて教師になった「教育」でした。ただ、「教育」はバンドを脱退してからつけたので扱いが難しいのと、今思えばまったく不要な命名だった気がします。

小さなぬくもりの重なり

さて、話が逸《そ》れすぎているかもしれません。そうそう、思い出野郎Ａチームの新譜発売記念トークの話でした。僕はマコイチさん、國枝さんのお二人とお会いするのは初めてでした。でもバンド名は知っていて、気にならないわけはないし、いろいろなところであのかっこいい声をすでに聴いていました。

そして、あのバンド名は特攻野郎Ａチームが好きでつけたのかもしれないと考え、ドキドキしていました。もしそうだとしたら、トークイベントはほとんど特攻野郎Ａチームファンの集《つど》いのような話に終始してしまうかもしれない。そして勢いで久々にmixiをやってみたりするかもしれない。どうしよう、正気が保てない。少なくとも、巷《ちまた》の他のバンドよりその可能性はずっと高いはずなので、事前にこんなことをいろいろ考えたのですが、結局、名前の由来は違うものだったのでmixiを始めるまでには至りませんでした。

でも聞いたところによるとバンドの内実は期待通り、それぞれのメンバーが生かすべき特性を持ち、それ以外の部分では各々がおもしろくポンコツであるという、僕が考える勝手なAチームマナーを持っているようでした。

トークイベントは歌詞、作詞に関することがテーマでした。たくさんの、誠実に生み出された言葉たち。アルバムタイトルである「share the light」という言葉が登場する「灯りを分けあおう」という曲では、「離れ離れの暗い夜に君が明かりを灯せば、誰かにとってそれは小さなぬくもりになる」という内容が歌われています。これは、誰か特定の人のために直接的に明かりを灯すのもとても素敵だけど、そうでなくても、灯された明かりは円環的にどこかの誰かのぬくもりになるだろう、という思いがこめられている気がします。

そんな曖昧で小さなぬくもりの重なりが少しずつ広がった先に、今よりもあたたかく柔らかい社会があるのではないかという祈りのようなものが感じられて、心が揺さぶられました。そしてそれが、自分が普段臨床しながら考えていることと重なるようで喜びと癒しを覚えました。

僕は仕事で多くの対人支援職の人と会います。同じ病院のさまざまな医療職の同僚や、誰よりも患者さんと話ができていたりする事務の人とか病棟の清掃員の人。それから役所の福祉課や生活保護担当の人、地域の訪問看護師さんやヘルパーさん、通所・入所施設の職員さん。他にも挙げればキリがありませんが、皆それぞれが日々の地道な仕事をこなしながら、ことさら意識はせず自然に、精神医療の利用者に思いを馳せていると感じます。

それぞれの思いは大きくはないかもしれません。でも、それらが折り重なって広がって、精神疾患や知的・発達の障がい、認知症などのある人が、今よりもゆったりと過ごせる地域がたくさん耕されていけばいいという祈りのような思いがあります。

実際にそれはかなり前から課題とされながら、日本ではあまり進んでおらず、僕自身も現段階で特別な動きができているわけではないのですが、常に思い描きながら考え、動きたいと思っています。

言葉が出てくるまでのつらさ

また、作詞に関する話のなかでマコイチさんは、本当に納得のいく言葉が出てくるまでがとてもつらかったと言っていました。たぶん、作詞でも、文章を書くのでも、話をするのでも共通していると思うのですが、自分の心のなかに「ないようである」、まだ得体の知れないモヤモヤしたものを言葉にするというのはとても厄介な作業です。

僕も作詞をするのでこのような経験は多くあります。真っ先に思い出すのは、以前のバンドでアルバムの軸になる曲の作詞をしていたときのことです。楽しくワクワクした気分が湧いてくる感じをイメージして試行錯誤していました。

「yeah, yeah, なんだかワクワクが」、違うな。「胸が高鳴る、ワクワク湧いてくる」、いや、全然違う。いっそのことワクワクという言葉をとってみると……。

「心臓が heat up して、なんだか yeah, yeah, yeah」、こ、これだ！

こうしてただ文章にしてみると、なぜ「こ、これだ！」と思ったのかわからなくなりますが、そのときは間違いなく、メロディとの相性はこれ以上ないと感じられるものでした。このときはこの一行のフレーズを何日も考えていました。

その後、この曲では、全身タイツを着た yeah, yeah, yeah なミュージックビデオがつくられましたが、まるで話題になりませんでした。でも、曲調とこの一行のマリアージュには満足しています。話し言葉でも、歌詞でも、言いたいイメージにピッタリな表現が生まれるには時間がかかるときもあるのです。

だから、自分の考えを表現しあぐねている人を急《せ》かしても簡単に言葉にはならないだろうし、自分の考えを表現するにしても、焦って紡いだつけ焼き刃な言葉ではあまりしっくりこないのです。作詞に関して言えば、一つ一つの言葉を少しだけ妥協しているうちに、全体像がかなり変わってしまうということも容易に起こります。今回の思い出野郎Aチームの新譜にはその現象がほとんどなさそうで、本当に尊敬するし、とてもつらかったというのはおおいに納得できます。

先ほどの、小さな明かりから社会が柔らかくなることへの祈りや、心のモヤモヤを言葉にするまでの簡単ではない過程に共通するのは、「曖昧さに耐える」ということです。

直接的な意味や効果がわかりにくいことを地道に続けるのはとても難しいです。これはつまり、「ないようである」、いつかじわじわと染み出てくるような未来を待つということで、その過程はとても孤独です。

だからこそ、なんとなくその孤独をshareできたトークイベントは、僕にとってとても大切なものになりました。このイベントを仕切ってくれたのが、東京から福岡に移住してデリカテッセン「三月の水」を営み、移住した地で地道にがんばる友人夫婦だったこと、開催された場所がその夫婦と何度も酒を飲んだ湯島の「MUSIC BAR道」であったということも、円環的な時間の流れを感じる一要素でした。

オープンダイアローグという方法

今回の「曖昧さに耐える」というテーマで連想される対人支援の実践法があります。それは「オープンダイアローグ」と呼ばれるものです。

これは、患者さんに危機が生じたとき、従来のように「早めに病院を受診しましょう」と、受診を促すのではなく、即座にチームを作り訪問するなどして対応するというものです。チームには福祉や医療のさまざまな職種の人が含まれます。

従来の診療というのは医師を中心に、症状を聞いたり検査をしたりして診断を考え、薬物療法を含めた治療を考えるものです。その過程でもちろん対話は重要ですが、オープンダイアローグでは基本的に、することは対話のみです。複数人で柔らかく関わりながら、相手の言葉で体験が語られるのを待ちます。

だから、先ほど書いたような、言葉の醸成を待つということが大きな割合を占めるのです。これはまさに、曖昧さに耐えるということとつながるし、実際このオープンダイアローグの原則の大きな一つが、「不確実性に耐える」ということとされています。

僕が参加したことのあるオープンダイアローグのワークショップでは、二〜三人のグループになり、五分ずつ時間を与えられて話す側、聞く側に分かれるワークがありました。

たとえば最初のテーマは、「なぜこのワークショップに参加したのか」というものだったのですが、それぞれの勤務先で抱える葛藤が語られたりすると、「そうなんですよ！　よくわかります」などと口をはさんでしまいそうになる瞬間が何度もありました。

でも、それに耐えてじっくり聞く。そうすると、「ウチにもそういうところがあるなぁ」とか「そういえば職場のあの人が似たことを言っていたな」とか、連鎖反応的にいろいろな考えが自分のなかにも立ち上がります。そんな内なる声も意識しながら、聞くのです。

自分が話すときは相手がそうしてくれます。はじめは参加理由について、「対話が大切だと思うから」くらいしか思い浮かばず、五分ももちそうにないと思っていました。

でも、話すうちに連想がつながり、非常勤勤務先の施設で、女装趣味の男性が周囲の目を気にして女装できず落ち込んでいたのだけど、数人で一時間ほど対話をしたら勇気を持って女装をするようになり、元気になったという話をしていました。自分でも、このエピソードが対話の大切さをあらためて考えさせられる大きなきっかけとなる体験のひとつだったということを、このとき初めて実感しました。

これらは、話す側が自分の話をする時間を保障されているからこそ生じたことです。よく考えながら言葉を練《ね》り話をすると、自分でも知らなかった、「ないようである」自分の思考に出会えたり、聞く側のときなら、しばらく辛抱すると、「いないようで「いる」」、自分の知らなかった相手に出会えるような発見がありました。

対話するうちにいろいろな考えや声や視点が自分のなかで立ち上がってくる感覚。見た目はとても静かなことだけど、体験している自分にとってはかなりエキサイティングな現象でした。

対話にしても、作詞にしても、醸成されるまで「待つ」とか「耐える」というのは、考えるよりもずっと胆力のいることですが、その先にある、それをした人でないと知らない静かで豊かな充実感を知ることは、かなり悪くないことだぜ、と思います。

第10話　勘は、馬鹿にできないどころかとても大切な

元刑事さんの話

僕が時々勤務に行く場所に、元刑事だった人がいます。その職場では、一箇所に机が集まっていて、そこにそれぞれが座って仕事をしています。忙しさには波があるので、そこまで忙しくないときには皆さん雑談をしているのですが、僕は時々しかその職場に行かないのでなかなか話の輪には入れず、別のことをしていることが多いです。

少し前にもそんなことがありました。距離は近いので、雑談する人たちの声は聞こうとしなくても耳に入ってくる環境。話の流れや内容を把握するほどではありませんが、耳が持っていかれるような印象的な言葉は気になってしまいます。その日に気になったのは、元刑事の人の

「俺はシルエットで人を見る」

というものでした。え、どういうこと？　少し耳を傾けてみると、シルエットで相手のおおよその人となりがわかるということでした。その感性を刑事時代にも使っていたそうです。でも、

「シルエットにとらわれすぎて、尾行相手を間違えたこともある。かなり怒られた」

とも言っていました。どこまで本当なのかわからないけど、生真面目な印象の人の、こういうあっちゃ〜なエピソードって、予想外なので驚くし、惹かれます。その話を聞いていた、元刑事さんと同世代の同僚女性が、「きゃぁ、私のことをシルエットで見ないでぇ〜」と言っていたのも、ほほえましいやりとりだなぁと思いました。

先日、『僕は猟師になった』という映画を観ましたが、イノシシや鹿を専門にする猟師が森に入って、けもの道などの雰囲気から獲物の生活状況を言い当てたり、スズメを専門にする猟師が空を飛翔するスズメを見て着地場所をおおよそ見定めるなど、職人ならではの「勘」と言えるものを目の当たりにして感動しました。元刑事さんのシルエット話もきっと、この種類のものだと思います。

身体に刻まれる感覚

この勘がなぜはたらくようになるのかを考えてみたいと思います。ちなみに、これは僕の発想であって、なにかに学んだ見解というわけではありません。

誰しも、日々、いろいろな経験を積み重ねています。その経験は記憶としてその人のなかに蓄積されていきます。

元刑事さんのシルエット話で言えば、たとえば「髪の毛がくるくるな男性（僕のようなシルエット）に、質問をしていたら急に襲いかかってきて驚いたし怖かった」という感じでしょうか。このようなエピソードが蓄積されれば、いわゆる経験則というものが成立していきそうです。

ただ、おそらく、言葉で説明できるエピソード的な記憶だけではなく、そのときに感じた言葉にならない感覚も同時に身体に刻まれていくはずです。また、エピソードとしては残らないほどの瞬間的な出来事も、特徴的な感覚があったならば身体はそれを記憶すると思います。

先ほどの例ならば、刑事さんのなかには、くるくる髪の男性に質問していたら突然襲いかかってきて怖かった、ということが印象的なエピソードとして蓄積されるとともに、そのときの恐怖や驚愕《きょうがく》の感じ、不安の感じなどの感覚が身体に刻まれるはずです。身体に刻まれるというか、実際はおそらく、脳の扁桃体《へんとうたい》という部位が関係していると思いますが、ここでは身体に感覚が刻まれるというやや文学的な表現で通したいと思います。

この身体の感覚は、「怖い」とか「不安」とかの言葉になる以前のものです。それだけに、本人にもはっきりと意識されることは多くありません。はっきり「今は不安だ」などと意識された時点では、すでに言葉になっているのです。これが言葉にならずに、身体の感覚だけ認識されるときはきっと「なんか変な感じ」「なんか怖い」くらいの曖昧な認識になるのではないでしょうか。

ちなみに、曖昧な認識というのは、言葉での認識が曖昧というだけで、言葉にできなくとも感覚的に強烈であれば、よくわからないけど超怖いっぽい！　という強くはっきりとした感覚になります。そして、このような名前のつかない「ないようである」感覚の蓄積は、本人でもうまく言語化できない判断基準である「勘」の生成に大きな影響を及ぼしているような気がします。

僕は診療で人と会うとき、なるべくたくさんの話をしたいと思います。それはその人のことをなるべくわかりたいと思うからです。きっとその過程で、その人の振る舞いや表情、口調、声色、雰囲気やそれこそシルエットの情報もキャッチしています。そして、話の内容を言葉で理解しつつ、話している最中、自分のなかで言葉にならない感覚が湧きおこることも総動員して、「この人はこんな人ではなかろうか」という理解を深めようとしているのだと思います。

つまり、聞いた話を言葉で論理的に整理しながら、話していて自分にこんな身体感覚が生じるということはきっとこういう人なんだろう、という勘も使っていると言えます。それまでの自分の人生のなかでおこなわれた対人コミュニケーションで経験した身体感覚をどこまで拾えるか、どこまで「あ、あの感覚！」とピンとくるかが、勘のよさの鍵になるのだと思います。

これはまた、再診で何度も会っている人だと、なんだか今日はいつもと違うな、などのはっきりとした言葉になるに至らない違和感への気づきにもつながります。いつもと受ける印象が違う、というのは、その人と会って湧きおこってくる自分の身体感覚がいつもと違う、ということだと思います。この、自分をセンサーにするように働かせる対話の際の勘は、馬鹿にできないどころかとても大切なことだと考えています。

勘をはたらかせる練習

以前、ある場所に何人かで連れだって見学に行き、そこの経営者の人にご挨拶をする時間がありました。名刺を持っていないので、口頭でのご挨拶だけでもしようと考えていたのですが、皆でその人のほうへ歩いていき、その姿が見えたとき、なぜだか足が前に進まなくなり、結局、やや遠目からニコニコしていただけで終わってしまいました。

後日、人づてに、その経営者の人の言動や考え方が、僕が自分の身内のなかで常に気遣い、怖れのような気持ちを抱いている人に酷似していることがわかりました。おそらく雰囲気や表情、立ち姿などから生じる危険信号に、気づかぬうちに身体が反応していたのだと思います。

それに気づくまでは、皆と同じように挨拶ができなかった自分を、大人として問題があると否定的に考えていました。もちろん、お世話になった人に挨拶ができないのはよいことではありませんが、そこに「ないようである」理由があったことには、正直救われました。

話をしていて、寝不足でも食後でもないのになんとなく眠い感じがしたり、ムズムズして体を動かしたくなったり、ドキドキしたり。そういう些細な反応がきっと無数にあります。これらを捉えられるときが増えるほど、勘がはたらきやすくなるはずです。

この勘は、選ばれし者のみが身につける、映画『スターウォーズ』におけるフォースのようなものではなく、練習すればきっと誰しも少しずつ鋭敏にしていけるものだと僕は信じています。

「勘とともにあらんことを」と言いたいです。

III

かもしれない精神医療

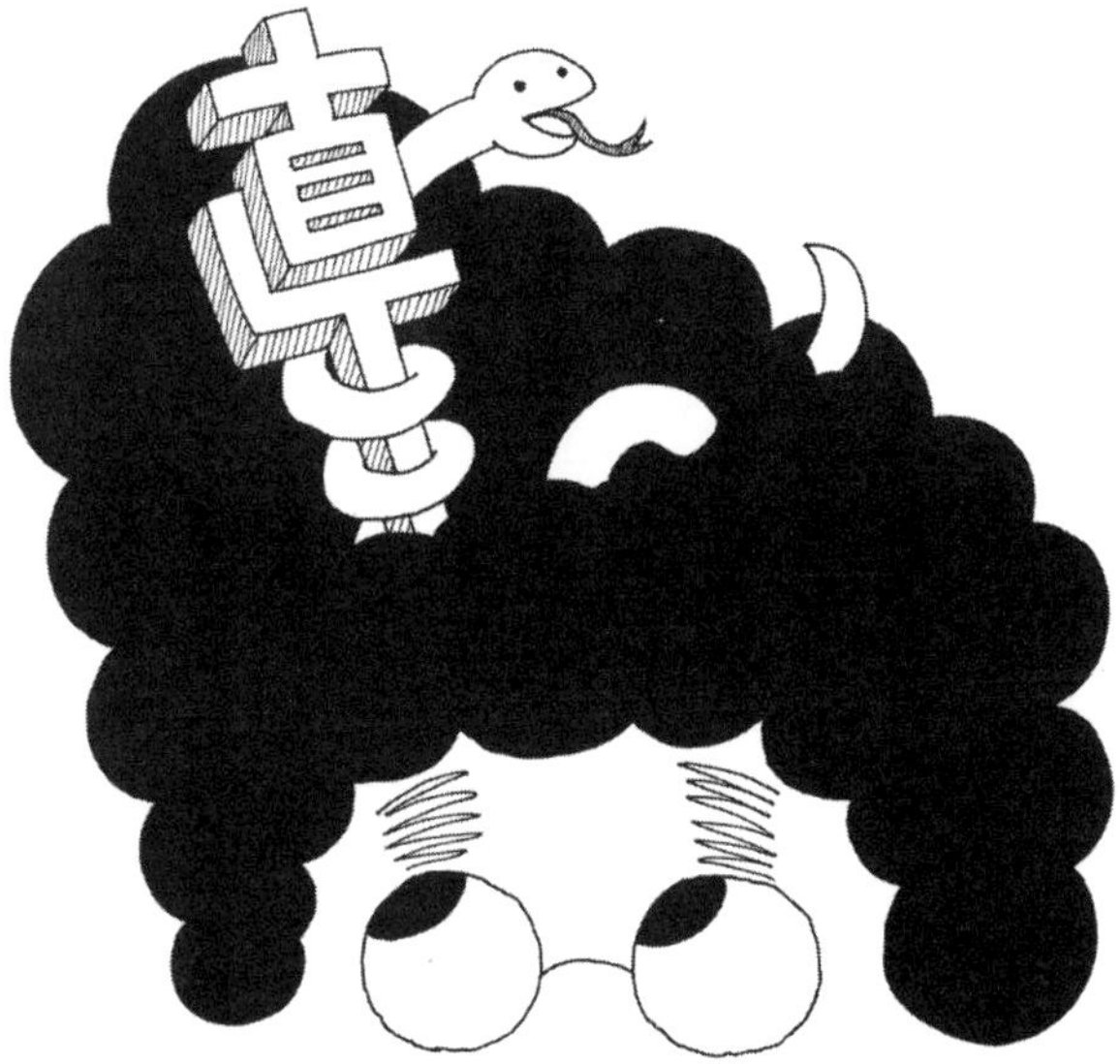

第11話 境界線を揺らしたり、曖昧にさせるような小さな出来事

「○○生まれ」と言うだけで

元号が平成から令和になって、さまざまな人がさまざまな思いを抱いたり抱かなかったりしていると思います。

自分でもいろいろ考えるなか、僕が聞いて斬新《ざんしん》だと思ったことは、昭和六十年代生まれの知人による、「昭和生まれと言うだけで、年配感が出るようになってしまった」というひと言でした。え、まだ三十代前半なのに？　と思いましたが、たしかに、元号を二つ遡《さかのぼ》ると言うと人生の先輩という感じがします。

元号が変わるって、ものすごく表面的な話で言えば、天皇陛下のご即位、ご退位に伴って、時間の流れに境界線が引かれることでしょうか。この意味合いをどう考えるかは人それぞれです。でも、元号が変わることが個人の人となりにどれほど影

響するかというと、おそらくほとんどの人に大きな影響はないはずです。だって、本来境界線が引かれているのは時の流れに対してだけだから。

それなのに、昭和生まれ、平成生まれ、令和生まれと集団分けされると、昭和生まれの集団の人みんなに年配感が規定されうるというのはなんだかおもしろい話です。でも、昭和の最後の年に生まれた人は令和元年で三十歳。やっぱり、年配ではないよなぁ。

昭和生まれの自分を簡単に年配と思ってほしくない！　と訴えているような文章になってきた気がしますが、そうではありません。

それよりも僕が感じているのは、なにかの視点で物事に境界線を引いたとき、その視点以外の部分にも、「ないようである」境界線が知らない間に引かれることがいくらでもあるということです。

人には他にもさまざまな境界線があります。生まれた県、生まれた国、肌や目の色、好きなチーム、性的指向、思想、障がいの有無……。もう無限にあると思われる境界線ですが、じつはどれも、その人そのものを規定するわけではありません。

錯覚みたいな通念

僕は日本のバスケットボールのプロリーグであるBリーグの試合を観戦するのが好きなのですが、応援するチームが違えばたとえ友人でも、試合観戦のときには境界線が生まれます。ただ、それ以外の場面でその友人を敵対視したり、試合観戦のときでも人格否定するようなことにはなりません。なぜなら、われわれを分ける境界線は、われわれそのものを分ける境界線ではないからです。

バスケットボールが生まれたアメリカのプロリーグでは、かつて境界線に関係する問題が色濃くありました。その主題は人種差別。肌の色という視点で境界線が引かれ、肌が黒い人を劣位とする差別です。ただ肌が黒いだけで蔑視《べっし》してよしという社会的な通念が形成されていました。

歴史的背景がなくはなかったのかもしれませんが、すべてがその背景に根ざしていたとは到底思えないくらい不条理な差別があったというのは、現代でも肌が黒い人が警察官からの暴力の末に亡くなるという事件が絶えないなどの形で感じられ、絶望的な気持ちになります。バスケのプロリーグでもしばらくは、肌の色が白い選手しか入れない時期が続いていたそうです。

これは冷静に考えたらとてもおかしなことです。肌の色で境界線が引かれれば、その色の「違い」によって集団は形成されます。その境界線の引かれ方自体がありえないという話ではありません。でも、バスケのプロリーグで考えたら、境界線が引かれるべきはバスケの実力がプロの領域に達するか否かという視点であるべきで、肌の色での境界線をそこに引っ張ってくるのはどう考えても不自然です。

肌の色の「違い」がある人同士が、他のすべての部分で違うはずなんて絶対ないのに、肌の色があたかも万能な境界線であるような、「あるようでない」錯覚みたいな通念に支配されて、「肌の黒い人は劣位なのだ」という空虚なイメージが社会的に形成されていたことは、本当に怖いです。

多数者が勝手に引いてしまう境界線

アメリカのプロバスケットボールリーグに肌の黒い選手が初めて入ったのが一九五〇－一九五一年のシーズン。同じ一九五〇年、日本の精神医療界では、「私宅監置」という制度がやっとなくなったところでした。

これは、「私人が行政庁の許可を得て、私宅に一室を設け、精神病者を監禁する」という制度で、いわば公的に認められた座敷牢です。その後も、日本の精神医療ではいくつもの問題が起こり、そのたびに法律が改定されていきますが、この私宅監置が二十世紀半ばまでおこなわれていた近代国家は日本だけだと思います。

精神疾患を抱えているか否か、という視点で境界線が引かれる。それが医療や福祉にしっかりとつながるのであれば意味があることだと思います。でもその境界線を根拠に疾患を抱えている側の人を監置し、人生をなきものにしてしまって許されるような優位性は、疾患を抱えていない側の人にはないはずです。

これが、それほど遠くない過去まで法律で制定されていたというのは、当時を見てきたわけではないので十分に事情がわからないことを差し引いても、大きな恐怖に値します。

さらに日本には、遠くない過去どころか、つい最近とも言える一九九六年まで「優生保護法」という法律がありました。これは、遺伝性疾患や精神疾患、知的障がいなどを抱える人に、強制不妊手術を施すという内容を含んだ法律です。障がいを抱える人は遺伝子を残すべきではないという思想によって、子孫を残す権利を奪ってしまうというとんでもないことが、元号で言えば「平成八年」までありえたのです。

障がいを抱えているかいないかという視点で引かれる境界線で分けられた多数者、つまり障がいを抱えない人が、その境界線による少数者を社会的に絶対的な劣位と位置づけてしまう現象の形。これは、その視点以外の部分においては「ない」はずの絶対的な境界線が、あたかも「ある」かのように、根拠なく引かれてしまっているという点で、先ほどの人種差別や、精神疾患を抱える人を私宅監置することと相似形です。

そしてこれは、二〇一六年七月二十六日、「障がい者なんていなくなればいい」と語る人によって一九人の人が命を落とした津久井やまゆり園の大量殺傷事件におそらくつながっています。

僕はこの事件の約四カ月前まで、非常勤ではあるものの、この施設の嘱託《しょくたく》医をしていたので、あまり冷静にこの事件のことを考えられません。ただ悲しいばかりです。これらのことをどうしたら防ぐことができたのか。なぜ一側面だけの「違い」を根拠に、自分が全方位的に優位だと考える人が生じ、劣位とされる人はなにも悪いことをしていないのにつらいめにあってしまうのか。

自分のなかにも、そういった根拠のない優位性、根拠のない劣位性が生じる種のようなものが「ないようである」のではないか。優生思想、差別、ヘイトなどが完全になくなることは難しいのではないか。そんな、永遠の悩みのようなことを考えます。

救いは細かい営みの連続にあるのかも

そんな考えをぐるぐる巡らせてクヨクヨしたりもするのですが、一方で、仕事の現場や日常のなんてことない時間には境界線を揺らしたり、曖昧にさせるような小さな出来事がたくさん転がっていたりもします。僕が経験したことで例を挙げてみます。

・非常勤で勤務している、知的障がいがある人が通う作業所には演劇部とバンジョークラブがあって手伝ったりするのですが、そのパフォーマンスの熱量に圧倒されました。自分もこれに負けないようなパフォーマンスがしたいと強く思いました。

・なんとなくどんよりした気分のとき、それを表に出さずに診療をしていたつもりでしたが、抑うつ状態で入院しているおばあちゃんに「つらそうだからよく休みなさい」と小声で言われました。なんだかとてもホッとしました。

・新しい漢字のような文字をつくる症状の人がいて、「直」という漢字の、書き順でいうと最後の縦↓横とつながる外側の部分にさらに縦線を下方向につなげた文字を書いていたので読み方を聞いてみたら、「……三角バランス」とボソッと言いました。そのセンスにハッとしました。精神的な症状とされるものと芸術的才能の区別は難しいと思うことがよくありますが、その象徴のような出来事でした。

・施設の入所者で言葉でのコミュニケーションが十分にできないため、診察室で診療しようとしてもすぐに走って出て行ってしまう人がいたのですが、その人の部屋に診療しに行ったとき、驚くほど精巧なダンボール細工がいくつも置いてあり、その素晴らしさに感動しました。その人が自分でつくったのか聞いてみると、一度強くうなずいたあと、やっぱり部屋から走り去りました。

他にも挙げればキリがありません。日常は、誰にとっても細かい営みの連続で、それらは意図せず影響し合ったりして、自分や社会が勝手に引いていた境界線を覆《くつがえ》すことがあります。僕の場合、職場が医療機関なので、病院や施設における利用者と自分との関係性とか、他にも社会的な通念に引っ張られた自分の価値観とか、当たり前だと思っていたことがひっくり返るような瞬間をいくつも経験しています。

でも、考えてみれば、誰だって自分がいる場所で自分で考えてどうにか生活しているだけとも言えるので、「違い」もあれば「同じ」もあります。全部違う、全部同じ、はきっとありえません。だから、なにかしらの視点で境界線が引かれることは無数にあるにせよ、その境界線のすぐ近くには、境界線が伸ばせない、「同じ」部分もあるというのが本当のところなのではないかと思います。

ここが違う。ここは同じ。

それはまさに多様で人それぞれ。人と人を大きく分ける万能な境界線なんて存在しないでしょう。違うところも同じところもきっと、途方もなく、ただ存在しているのです。そんな、「ないようである」が途絶えないということに僕は救われているような気がします。

第12話 人間はみんな違って面倒くさい！……からこそ最高にドラマティック

事件で覚えた違和感

先日、以前非常勤で勤務していた知的障がいを抱える人たちの支援施設で一緒に仕事をしていた看護師さんから久しぶりに連絡がありました。その施設は、先にも少し書いた二〇一六年に大きな事件があった施設です。

当時、僕は報道に違和感を覚えていました。さまざまなメディアで、事件がなぜ起きたのか、加害者はどんな人だったのか、優生思想とはどういうものなのか、などが議論され、今でもその流れは残っています。これらの議論は、もちろん大切なことで、問題意識を抱える人ほど、人間や社会のやるせない部分に真摯《しんし》に向き合っているように思うし、自分もその一人でありたいと思っています。

では僕が覚えた違和感はどういうものだったのか。それは、気がついたら現場が置いてけぼりになっている感じがしたということでした。

あの悲惨な現場では、残された利用者さんをこれまでとなるべく変わらず支援する一方で、具合が悪い人や怪我した人と一緒に病院に行ったり、事件の影響で居場所を失った人たちの居場所を探すなど、これまでおこなっていなかった業務も積み重なっていました。現場で動ける人数は増えていないので、当然限界がきます。でも本当に、なんとか冷静さを保ちながら、誰かがそれをやらねばなりません。

それをしていたのが、福祉の職員さんや数名の看護師さんたちです。その壮絶な現場は、おそらくほとんど報道されていません。もちろん、簡単には取材できないし、すべきではない側面もあると思うので、それが報道されなかったことを批判したいというわけではありません。

ただ、事件への世間の問題意識が大きくなればなるほど、事件の原因や加害者の思想がクローズアップされ、その反作用として、クローズアップされない現場で奮闘せざるをえない人たちが、相対的に、社会的に、置いてけぼりになっているような感覚を覚えたのです。

もしかしたらすべての職種でそうかもしれませんが、少なくとも僕が知っている対人支援の現場は、理念に比べてずっと泥臭く、突き詰めるとすべてのケースにおいてマニュアル化はできません。人間はみんな違うので、それぞれに細かく合わせていかないと充実した関わりはできないのです。しかもたいていの場合は、経済的にも技術的にも物理的にも制約があり、かぎられた資源のなかでやり方を工夫していく必要があります。

ただ、これは見方を変えると、かぎられた資源しかないゆえに、独特の創造性が発揮されるとも言えます。それぞれの現場に合わせた、「ないようである」工夫や取り組みは皆、小さな発明のようなものにも思えてきます。

孤独感につながる「人知れず」

でも、それにしたって現場は本当に大変です。相手の人に悪気がない場合が多いとはいえ、グサッとくる言葉を言われたり、約束したことを反故《ほご》にされた気分になったり、時には暴力の対象になったりもします。

それでも関わりを続けるのは、その人のことをなるべくわかろうとすればこそで、頭をひねって実験的にいろいろな言葉がけや関わり方を試すうちに、こうすれば少し穏やかな雰囲気になるのかもしれないという発見をすることが時々あります。そのときに感じられる、貴重なうれしさたるや、たまりません。

ただ、割合としては、うまくいかないことに打ちひしがれているほうが多く、先ほども書いたように、その取り組みはほとんど誰にも知られない「ないようである」ものです。だから、人知れず落ちこんだり、時々喜びを感じてもなかなかそれを誰かと共有することができないのは日常茶飯事のような気がします。

「人知れず」という雰囲気は、孤独感につながるので、つらくても時々うれしくても、じわじわ重みとか虚しさのようなものを抱えている気分になることがあります。当時の事件の報道で、構造的にしかたないとはいえ、現場で限界を超えて関わりを続けている人たちが置いてけぼり感を覚えてしまっていたとしたら、「自分たちはこんなにがんばっているのに、それが世間では『ない』ことになっている」という孤独や絶望の気分を強くするかもしれない、というのが当時僕の懸念していたことでした。

久々にいただいた連絡をきっかけに、その看護師さんと会って話をしたところ、やはりそのような現象は生じていました。しかも、施設は一時的に場所を移すなど、事件はまだ全然収束していません。僕は施設内の人間ではないので、詳しく言えるほど多くの情報はありませんが、現場で試行錯誤する人たちの置いてけぼり感は間違いなくいろいろな姿で続いていて、その看護師さんは「長いトンネルに入ったまま出られないみたいです」と言いながら、気丈に笑っていました。

エピソード大賞

やるせないなぁ。そんな気持ちがとても強くなったあと、非常勤で勤務している福祉施設にいつも通り行きました。その施設では、就労継続支援の作業の一環で、利用者さんが体に優しい料理を作っているので、お昼はそれをいただきます。そのときに一緒になった施設の理事長に、先ほどまで書いていた看護師さんとの一連のやりとりのことや、福祉における、日々の「ないようである」取り組みのことを話したところ、やはりその施設にもそういった取り組みは溢れているとのことでした。たとえば、受けた頭突きによって流血したとか、なぜだかとても嫌われてしまってあることないこと悪口を言いふらされてしまったとか、それだけ聞くと大変すぎる内容ばかり。でも、それらを経て、関わり方をそれぞれの利用者さんとともに考えて発明していって、皆さんなんとか関われているということでした。

また、理事長は、「ないようである」その取り組みを、「ある」ものにするアイディアも考案していました。それは「エピソード大賞」というイベントで、それぞれが経験した利用者さんとのエピソードを発表し合う会です。発表するということは仲間とそれを共有することになるので、現場で大変なことがあったとしても、これはエピソード大賞に発表できるかもしれない、と一つのモチベーションになりえるそうです。支援者の支援という側面でも、これは意味のあることだと思います。

ちなみに理事長のエピソードは、「浅い川に入ってしまった人を助けに行ったら、思いっきりしがみつかれて、浅いのに溺れるかもしれないとジタバタしてしまった」というものでした。大賞をとった男性職員さんのエピソードは、「相手の髪の毛を引っ張る癖のある人に引っ張られて、額とつむじの間の髪の毛がごっそり抜けてしまった。そのときは必死だったので、まぁしかたないと思えたが、たまたまその日は実家に帰る日で、電車の窓に映る滑稽《こっけい》な姿の自分を見て悲しくなって少し泣いた」というものでした。さすが大賞だけに、エピソードがユーモアで包まれていいます。

そんなある日に観たM－1グランプリ。「ぺこぱ」というコンビの漫才が印象的でした。なんとなく文句を言ってしまいそうな状況をつくり続ける相方に、やたらとナルシシストな雰囲気の人が、文句を優しい言葉に変換して突っこみ続けます。

あんまりネタの内容を書くのも失礼なので控えますが一つだけ。たとえばはじめの自己紹介でナルシシストな人の前に立って「よろしくお願いします」と言う相方に向かって、「いや、かぶってる！ ……なら俺がよければいい」とナルシシストでキザな雰囲気を思いっきり出しつつ横によける。

今までお笑いを見てきた経験からすると、「かぶってる！」と言って突っこんだり、突き飛ばしたりするのが多いはずですが、優しく横によけるナルシシスト。とてもおもしろかったし、なんて平和な世界観なんだろうと思えて、笑いながら感動して、少し泣きました。

診断で「ない」ものにされてしまうもの

「エピソード大賞」で連想したことがもう一つあります。エピソード大賞で発表されることは、エピソードとして発表されることがなければ、ひとまとめに「支援」ということになります。これは、医療における「診断」と似ているような気がします。

診断することは治療方針を考えるうえでもちろん大切です。ただ一方で、診断とはその人に、あるカテゴリーのラベルを貼るということとも言えます。先ほどの例で言えば、大賞を取った人のユーモア溢れるエピソードを、「突発的に暴力をしてしまう人との関わり」というような形でくることと近いです。つまり、ある人のエピソードをあるカテゴリーのラベルを貼って捉えるということは、ある程度その人を表しているとも言えますが、人それぞれが必ず持っている独特なよさとか、特性とか、弱さとかは、本当は「ある」のに、「ない」ものとしていることになりかねません。

だから、少なくとも精神医療においては、診断することが最上級に重要なこととは僕は思いません。診断名のラベルを貼ると、なんとなくその人のことがわかったような気になるというのはどちらかというと落とし穴です。それよりも、その人がなんで困っているとか、その人のよさはこういうところにある、というところまで解像度を高めることを忘れずに関わるのが大切だと考えています。

これは、その人のことを「研究」するという気持ちで、本人や支援者が話し合って、その人ならではの、学術的には聞いたこともない自己病名を考えてみるという「当事者研究」の取り組みと重なります。たとえば僕であれば、「文章がまどろっこしくて、話が飛びがち症候群」のような感じになるでしょうか。その対策がわからないから少しずつでもどうにかしていきたいなぁと日々考えているのですが、なかなかうまくいきません。さらなる研究が必要です。

それから、漢方医学で言えば、診断のような形でその人の「証《しょう》」を考えます。これは、決まった診断名を当てはめるのではなく、漢方医学の考え方に基づいてその人の状態を考えるならこういう状態だ、という表現です。これも、それぞれの人を知ろうとすることと言えそうです。

人間はみんな違います。「みんなちがって、みんないい」という言葉があるくらい。

この言葉は、金子みすゞさんの「私と小鳥と鈴と」という詩の一部ですが、僕は、この言葉だけを詩から切り離して引用することには違和感があります。もし一文だけで表現するならば、ただただ、「みんなちがう」というほうが、僕にはしっくりきます。

誰にでも、「ないようである」、その人ならではの部分が、もしかしたら無尽蔵にあるのだと思うのですが、それが良いか悪いかはまた別の話で、簡単には決められない気がするし、決める必要もないように思えます。人を評価するというのは簡単なことではないので、「みんないい」と無理矢理まとめようとしなくてもよいように感じるのです。

人間は複雑で、多面的で、移り気で、安定しません。人づきあいは大変なことの連続とも思えます。でも、ふと感じられるその人の魅力を見つけたときのなんとも言えないうれしさは、替えのきかない喜びです。「人間はみんな違って面倒くさい！……からこそ最高にドラマティック」と、キザに僕は言い換えたいです。

第13話　簡単に泣かせず、むしろ笑わせるMさん

緩和ケアや訪問診療に携わる

僕が勤務する病院は、二〇二〇年の四月、少しの距離の移転がありました。その距離、およそ一キロメートル。二〇一九年の四月に大学病院に異動したのですが、大学病院のなかでも精神科は少し離れた支店のような場所にありました。その支店が閉院し、そこに入っていた精神科やリハビリ病棟は、ほぼそのまま一キロメートル離れた本店、つまり他のいろいろな科が入っている病院に移転したのです。

移転後、僕の持ち場はガラッと変わりました。それまでの一年間は、精神科の外来診療と、精神科病棟の入院患者さんを担当するというシンプルな形でした。それが移転後はまず、院内の業務と院外の業務の二つを担当することになりました。院内の業務のなかで、精神科の外来診療は移転前から変わらず続けています。入

院患者さんについては、精神科病棟の人ではなく、精神科ではない科に入院している人が精神的につらくなったときに診察しにいく役目になりました。この役目を精神科の「コンサルテーション・リエゾン」と言います。僕は、コンサルテーション・リエゾンのなかでも主に、救命救急センターに入院する人を担当しています。

さまざまな事情で、自ら死への道を進もうとする人は、思うよりもずっと多く、救命救急センターにはそのような人たちが搬送されてきます。診療を通して、生活をするうえでの困りごとの深さ、多彩さに面食らいながら、自分たちの立場で一矢でも報いることができないものかと、同じ部署を担当する同僚と日々試行錯誤をしています。

さらに、コンサルテーション・リエゾンの特化型として、「緩和ケア」チームにも入ることになりました。緩和ケアとは、主にがんの人の体と心の苦痛を和らげるためのチームで、痛みのコントロールをする麻酔科の医師、看護師、心理師、栄養士、薬剤師などさまざまな職種の人たちがチームになっています。このチームで、心の苦痛に向き合う助けをするのが、心理師と精神科の医師です。

この緩和ケアは、まだ一カ月程度しかしっかりとは携わっていませんが、命というものを深く考えさせられます。ある程度先が見えてしまうような命になったとき、人や家族の思いはさまざまです。とても強い気持ちで帰宅を望み、一時的に驚くような回復をみせて帰宅を果たす人と話したりすると、命の底力にひれ伏したくなります。ちょうど四月に入ったころに読んだ『エンド・オブ・ライフ』（佐々涼子著）という本が、まさに緩和ケアの話で、「ないようである」導きのようなものを感じました。

次に院外の業務。これは訪問診療です。精神疾患を抱えていて、受診に来ることが困難な人の自宅に訪問して、診療させてもらうのです。これは、業務に慣れるために三月から始めたのですが、自宅で話をするのと診察室で話をするのでは、得られるものがあまりに異なることに驚き続けています。

診察室は、良くも悪くも、ある程度の心の距離があります。かしこまっている感じがなくなりきらないと言うのでしょうか。長く関わっている人でも、その人が家でいるときと比べれば、当然、外用の緊張感を帯びます。

これはこれでよいのです。会うほどに少しずつ距離が縮まっていく感じは、関係性として自然な感じがするし、わずかでも緊張感があるほうが診療としての話はうまく流れたりすることも少なくありません。

一方、訪問診療では距離感が極端に縮まります。十分注意して、失礼のないように気遣いをしながらお話しに行ったとしても、なにしろ場所がその人の自宅です。極度の緊張感から会ってくれない場合もあります。逆にお話してくれたとしたら雑談は弾みやすいです。

また、自宅を訪問するということは、その人の生活の雰囲気に包まれることにもなるので、言葉以外での日常のその人の感じを、診察室よりもずっと直接的に感じることができます。たとえば、部屋に貼ってあるポスターから、音楽や芸能などの文化的な好みが感じられたり、部屋がいつもより雑然としていれば、先週はあまり動く気力がなかったのだろうかと考えたり。これもとても有意義なことで、その人のことを感じ、少しでも多くわかるための示唆を与えてくれます。

意味不明なリクエスト

さて、ここまで、移転以降の自分の話をしました。業務の内容はガラッと変わりましたが、全然違う病院から大学病院に異動したときと比べると、属している組織や同僚の顔ぶれなどがほとんど変わらないからか、今のところ気持ちはそこまでしんどくありません。異動のときはなかなか新しい環境に馴染めなくて眠りにくくなったり、悪夢を見たりもしていました。やはり、気さくに話ができる人が誰もいないということに大きなストレスを感じていた気がします。

そんな、異動して一カ月くらいのころの話です。外来診療を終えたあとに看護師のMさんに声をかけられました。Mさんは僕より少し年下ですが同年代で、その病院に十五年間勤めていた人でした。

まだ一言も話したことがなかったその人が急に「明日から私のことをクソ野郎って呼んでもらえませんか」と言ってきたのです。

は？　驚いて理由を聞くと、その日の業務中、自分の上司が患者さんの相談を親身になって聞いていないように感じて、その上司に敵意を抱いてしまった。そんな愛院精神のかけらもない自分を戒《いまし》めるためにそう呼んでほしい、ということでした。

な、謎だ……。謎だし、とても偏《かたよ》っている。

あまりに意味不明なリクエストに面食らいすぎてどう答えたらよいかわからず、

その場は「はいわかりました」と答えましたが、ろくに話したこともない女性をそんなふうに呼ぶのは、頼まれたことだとしても勇気がいります。それに、僕はずっと外来にいるわけではなかったので、翌日以降数日はMさんに会わず、そのうちに言われたことも忘れてしまいました。

しばらくあとの外来診療後、Mさんがまた残業していて、その日に受けた電話相談の内容をカルテに記載していました。なにかをつぶやいているように見えましたが聞こえないので、近くに行ってみると「クソ、クソ」と言っています。なにがあったのか聞いてみると、やはり上司や同僚が患者さんの訴えをないがしろにしている気がして腹が立つということでした。

「患者さんはつらいから何度も訴えにきているのに、何度もこられても困るのよ、なんて対応のしかた、ありえないっすよ」と憤《いきどお》っています。それは確かに仰るとおり。でも、まさかそんな文句をカルテに書いているのではあるまいな、と思ってカルテを見せてもらうと、記載している内容は非常にこまやかな電話相談のやりとりに関することでわかりやすい。これだけ細かくしっかりやりとりしていたら、確かに深めない対応をする人に腹も立つだろうと納得できる内容でした。

それ以降も何度もこういうことがありました。そのたびに、Mさんの怒る理由はもっともなことだと僕は思ったし、話せば話すほど、まったく手を抜かず仕事に向き合っているのがわかるので好感を持ちました。常になにかに怒り続ける反面、仕事はとても丁寧。まるで、「エレファントカシマシ」の宮本浩次《ひろじ》さんのようではないですか。こういう人は信頼できるような気がします。

院内でもあまりしゃべる人がいなかった僕は、仕事が終わったあとにMさんと話をすることが多くなりました。また、そのころ僕が休日のパートで当直に行っていた病院は、たまたまMさんの家の近くで、僕が当直をしているとその病院の売店まで家族と一緒に来てくれたり、「子どもなんてたいしてかわいくないっすよ」と言いながら、しっかりと子育てしていたりと、仲よくなるほどにおもしろく、同僚のなかでやっと一人友だちができた気分でした。

アスクレピオスの杖

あるとき、Mさんが「日頃からこのクソ野郎の愚痴を聞いてくれるお礼です」と言って、えんじ色のスクラブをくれました。スクラブというのは、医療者がよく着ているVネックで半袖の仕事着です。病院のなかで帽子をかぶっている医療者はあまり見かけませんが、なぜか同じえんじ色の帽子がついていて、それが気に入ったとのことでした。

でも、衣服ですから少なくとも数千円はするはず。しかも僕は、別に親切心からではなく、自分も楽になるからMさんと話していただけなのです。だから、ちゃんとお礼をします、と言うと「なぜか七〇〇円だったのでお礼はいりません」と言って領収書を見せてくれました。なぜスクラブがAmazonで七〇〇円で売っていたのか不思議議ですが、事実のようだったので、Mさんが好きな炭酸水を七本買って渡しました。そしたら一本くれました。

そのころ、僕は診療がどうしてもうまくいかない患者さんが数人いました。これは当然患者さんのせいではなくて、僕の未熟さが原因なのですが、とにかく寝ても覚めてもその人たちのことが頭から離れませんでした。そのうえ、環境にもなかなか馴染めない。人知れず日々途方に暮れていたときにそのスクラブをいただいたのでした。いただけば、もちろん着用します。着心地は良好。七〇〇円なんて信じられません。だって帽子もついているんですよ。かぶらなかったけど。

しばらくして不思議なことが起こりました。なかなか診療がうまくいかなかった人たちが、徐々にですが確実にうまくいき始めたのです。なぜだかわかりません。もちろん、日々どうしたらよいか頭をひねっていたし、調べ物もたくさんして試行錯誤は続けていました。でも、うまくいく変化が生じた人は複数いて、それぞれの人に明確な突破口を見出したわけでもなかったので不思議に思いました。

「ないようである」、非科学的ななにかの関わりがあるのではないか……。それをMさんと雑談しているときにふと言うと、Mさんが「それはヘビっすよ」と言いました。

は？　「先生の右肩のヘビっすよ」と言うので見てみると、そのスクラブの右肩に杖に絡《から》まったヘビの絵が描いてありました。Mさんはそのスクラブを七〇〇〇円で見つけたとき、肩にヘビが描かれているのに気づいたそうです。「これはなにかある、と思ったけどバカバカしいから言わなかったら、やっぱりなにかあったんすねぇ」とお茶をすすっています。

調べてみるとそのヘビは「アスクレピオスの杖」といって、ギリシア神話に登場する名医アスクレピオスの持っていたクスシヘビが巻きついた杖で、医療・医術の象徴として用いられるシンボルマークなのだそうです。Wikipediaに書いてありました。そういえば、救急車の側面に大きく描かれているのを見たことがあります。

Mさんは、外来で僕が診療に難渋しているのを見て、気分でも変えたらよいと思ってスクラブをくれたそうです。その気遣い、泣けそうになるけど、そこで七〇〇円のブツをたまたま見つけて選ぶあたりが、簡単に泣かせず、むしろ笑わせるMさんのすごいところです。

それ以来、少し緊迫せざるをえない診療のときなどは、必ずそのヘビを着ています。効果はやはりあるようです。その後もMさんとは仲よくさせてもらって、院内で施設のバンジョークラブを呼んでコンサートを開催したのもよい思い出と実績です。そんなMさんは十五年勤めた病院を、移転とともに退職し、地域の社会福祉協議会に転職しました。

先日久々に届いたメールには「今の仕事は、せっせと政府からのマスクを封筒に入れることです。三秒で綺麗にできる仕事人になりました」と書いてありました。転職を機に新たな環境になかなか慣れないので、Mさんも緑色のヘビスクラブを買ったそうです。これこそ、僕がプレゼントしたかった……。

新型コロナウイルスの蔓延《まんえん》によって、さまざまな側面で非日常的ですが、きっと救いは今でも、すごく小さくても「ないようである」はずです。それを見逃さないようにしたいと思って、移転後の新しい環境では、毎日えんじ色のヘビスクラブを着ています。そろそろ洗濯しないと、ヘビにもMさんにも怒られそう。

第14話　どうしても生じてしまう圧は、

「白い服がこわい」

先日、非常勤の勤務先である高齢者の入所施設に行ったときのことです。ちょうど昼食が終わってしばらくの時間帯で、入所している皆さんはまだ自室には戻らず、広い食堂のような場所でゆったりと過ごしていました。僕は二週間に一度ここに行き、担当している人たちの様子をうかがったり、必要な場合は処方を考えたりもします。

その日も、まずは看護師さんのいる詰所で皆さんの二週間の食事や睡眠の様子を聞いて予習をしてから、ご挨拶にうかがいました。看護師さんに導かれて最初に声をかけたのは、初めて会う人でした。昼食後でうとうとしているその人に「こんにちは」と声をかけると、とてもびっくりされたようで、恐ろしいものに出会ったような反応をされました。

驚かせてしまったことを謝って、話を聞きにきたことを説明しましたが、「白い服がこわい」と言います。なるほど、普段病院の外来で診療をするときは白衣を着ませんが、施設の決まりもあって僕はそのとき白衣を着ていたのです。それでまた謝って、白衣を脱いで話をしたら、少しずつ許してくれて、最後のほうには「さっきのご飯より好きなメニューがある。今日のお昼は正直あまり好きじゃなかった」などのことを落ち着いた表情で話してくれました。

このときも考えたことですが、精神科医としての仕事について考えれば考えるほど、ぶつかる壁があります。それは、自分が医師であるという事実が醸し出さざるをえない、「ないようである」圧です。

もういろいろなタイミングでいろいろな場所で書いたり言ったりしているような気がしますが、僕は診療でも、診療外でも、人のことをわかりきることは不可能だと考えています。人は皆違うので、自分ではない人のことを想像しきることはきっと無理だと思うのです。仮に、向き合う人のことをわかりきれたと思うことがあったとしても、それはきっとまやかしで、まだ気づけていない部分があるにちがいないと考えます。

ここで大切なのは、わかりきることはできないけれど、わかりきることを目指して、わかろうとすることを諦めないことだと思っています。そのためには、目の前の人の話をよく聞いて、さらに言葉以外の身振りとか雰囲気などの要素が表現するものを感じることが必要です。

そのようなことの障壁になるのが、聞いたり感じたりするこちらが知らぬ間に纏《まと》っているかもしれない圧です。なにかしらの圧力を感じさせる相手に、心を開いて自分の内面を打ち明けるというのは、積極的にしたいことではないと思います。

オシャレの圧

僕はかつて、美容院に行くのが少し怖かった時期がありました。今は慣れて居心地よい場所を見つけたので大丈夫なのですが、そこにたどり着くまでは、僕にとって美容院はオシャレすぎる人の巣窟《そうくつ》で、美容師さんはとても親切なのに勝手に劣等感が生じてしまう場所でした。

働いている人も、髪を切りに来ている人も、垢《あか》が抜けきっているように見え、ここでしか髪型などの相談はできないのに、なかなか本音の相談をしにくい雰囲気を感じていました。夏だしちょっとスッキリしたいですね、とか曖昧なことは言えるのですが、本当は加瀬亮みたいな髪型（当時）にしたいとか、眉毛が太すぎて困っているとか、悩みの核は全然言えませんでした。

これは、当時僕が、美容院に流れる、「ないようである」オシャレの圧を感じて窮屈になっていたから生じたことだと思います。美容院やそこで働く人たちが悪いことはまったくないと思うのですが、オシャレに対して感度が普通程度の一般人が多く感じうる圧ではないでしょうか。

慣れた場所を見つけてその圧が取れてからは、徐々に本音で相談できるようになり、相談の結果、気づいたら加瀬亮と逆方向の髪型になりましたが、思いを伝えて話し合った結果なので不満はまったくありません。

この、僕が勝手に感じていたオシャレの圧と同じような形で、医療機関において、患者さんは医師に対して圧を感じてしばしば緊張するのではないかと思います。

これにはきっといろいろなことが関係しています。医師が「先生」と呼ばれ、目上でもなんでもないのに目上のような認識をされてきた長い歴史が、ほぼ常識的なものとして刷りこんだ圧もあるでしょう。

さらに精神科医に関しては、精神医療の今も残る強制性や、精神科病院・施設などの場所が持つ収容所性が感じさせる恐怖感に基づく圧も間違いなくあります。これは、医療に当たる個人がいくら気をつけても、立場や肩書きによってどうしても生じるものです。

この、精神医療においてどうしても生じてしまう、「ないようである」圧を自分が与えてしまうと考えると、とても申し訳なく、やるせない気持ちになり、しかたがないことだとはなかなか割りきれません。

なるべくどうにかしたいと考えて、診察室で白衣を着ないようにしたり、話す姿勢や声色を探求したりしています。ほんの少しだけ前のめりな姿勢で話を聞くのが今の自分には合っているようで、自然な雰囲気にもっとも近づける気がしています。

白衣を着ないならばどんな服装がもっとも適しているのかというのはまた難しいです。思いっきりラフな感じにしたり、カッチリしたシャツを着たり、迷いに迷ってなぜか作務衣《さむえ》を着てみたりしたこともありました。でも、今の自分の診察室にピッタリくる服装がなかなか見つからず、前に書いたヘビのスクラブに今は着地しています。

冒頭に書いた「白い服がこわい」という言葉は、まさに白衣という医師の象徴のような格好が、この圧を与えてしまった結果だと思います。

医者じゃないと思うけど天パの人

美容院からの連想で一つエピソードを思い出しました。先日、救命救急病棟に入院していた人と話したときのことです。その人は、急につらい気持ちになって、焼酎をたくさん飲んで雨の日に川に入っていこうとして助けられた人でした。

なかなかつらい気持ちが解消せず、近隣の精神科の病院に転院するという相談をしていたのですが、イライラ感がどうしてもあってなかなか冷静さを保っていられません。そうしながらも、身体的なケアのために看護師さんが処置をしたり、転院先の病院の説明をするソーシャルワーカーさんが来たりといろいろな人がその人のところを出入りしていました。

しばらくの間、僕は少し離れた場所で記録や紹介状を書いたりしていましたが、看護師さんがやってきて、「天パの人を呼んでほしいと言われましたが先生のことですよね？」と言われました。看護師さんによると、そう言われて「先生ですか？」と聞き返したところ「医者じゃないと思うけど天パの人と一番話せたから呼んでほしい」と言われたので確認しに来てくれたということでした。

僕はそのときは診察室ではなかったこともあり、白衣を着ていたのですが、それにもかかわらず、医者ではないけっこう話しやすい天パの人、と認識されたことにうれしさを感じました。それでまた話をしに行って、これは天パではなく人工だ、ということを念のため説明しましたが、それにはあまり関心を示してくれませんでした。

それよりも、家族と関係があまりよくないので、転院先まで一緒に来てほしいと言われました。家族も来ていたので簡単には決められませんでしたが、話し合った結果、転院先まで同行し、いろいろな話をしてくれました。

僕が、美容院の圧から解放されて美容師さんと話した結果かけ始めたパーマが、自分ができれば少しでも克服したいと考えている圧を外してくれるようなはたらきをするなんて考えてもいませんでした。物事はなんと円環的なことでしょうか。

「負ける精神医療」

この圧に関することで、僕が心に留めている言葉があります。それは、想田和弘監督の映画『精神』、『精神0』でも焦点が当てられた精神科医、山本昌知《まさとも》先生が提唱された「負ける精神医療」というものです。

患者本人に対して、われわれ医療者は勝ち過ぎてきた。われわれの価値観、われわれの要求、あるべき方向も全て押しつけてきました。専門的な考え方も、全て押しつけて、勝ちに勝ってやってきた（略）勝とうという人ばかりに囲まれていたら、その人は伸び切らないのではないでしょうか。「負けてくれる可能性がある」という状況のなかで、初めて元気も出てくるのではないか（「病院・地域精神医学」五三巻二号、岡山の精神保健医療はどう変化してきたか～これまでとこれから～より）

これは、精神医療の一つの真髄なのではないかと思っています。僕は今、訪問診療もしていますが、そこでもこの考え方は生きています。

自宅というのは、その人にとって絶対的な安全地帯です。そこに、容易に圧を生じさせる医療者が出向いて行くわけなので、恐怖感を与えないことについて細心すぎるほどの注意が必要です。そのときのキーワードが「負ける」ということなのだと思うのです。

どうしても生じてしまう圧は、おそらく他にもたくさんあって、それらは日常生活に溶けこむようにして存在しているので、自分ではなかなか気づきにくい、「ないようである」ものだと思います。

自分が男性であるということも、その一つではないかと考えてみたり。これらをどうしたらよいのか、圧倒的な正解は見つけられませんが、感じ、考え続けることがきっと大切で、それによってそのときそのとき、納得がいく振る舞いをどうにかして見つけていければいいなぁと考えています。

第15話　頼りになる人が自分のなかに

大学病院ならではの特徴

僕の現在の勤務先は大学病院です。大学病院と他の病院のもっとも違う点は学生さんがたくさんいることです。

パッと考えると、大学病院は規模がとても大きいという特徴があるように思うかもしれませんが、大学病院でなくてもいろいろな診療科があって規模が大きい病院はあります。でも、病院実習をする学生さんの多さは圧倒的です。つまり、大学病院は診療の他に、後進の育成、教育という命題を抱えている病院なのです。

医学生は五年生以降になると病院実習をします。注射や採血などの手技《しゅぎ》はもちろんできませんが、実際に現場に出て、入院病棟で患者さんと話をしたり、外来診療を見学したりします。精神科にも、二週間とか一カ月とか一定の期間ごとに何人かの学生さんが回ってきて、教育係の先生について病棟を歩いたり、教授や准教授など偉い先生の外来診療を見学しています。

先日もそんな時期だったのですが、教育係の先生からなぜか僕に連絡があり、僕の外来診療を見学したいと言っている学生さんがいると言われました。どうやら、いとうせいこうさんと僕の共著を読んで興味を持ってくれたようなのですが、僕は大学で診療を見学してもらうような偉い立場ではありません。しかも、自分にとっては患者さんの人数も、時間もいっぱいいっぱいでやっているので、見学してもらっても余裕がなくて、きっとなにも教えられない気がします。そのことを教育係の先生に言ってみたのですが、「あぁ。大丈夫ですよ！」という、なんの根拠もない判断がくだり、イレギュラーに学生さんが僕の外来診療の見学に来ました。

朝の弱さが功を奏する

不慣れなことは緊張します。実際は、普段通りの診療をしている自分の後ろに学生さんが座り、見学をしているだけなのですが、なんというのでしょう、評価をされているというか、「あぁ、たいしておもしろくないなぁ、帰りたいなぁ」とか思われるんじゃないかと自意識過剰な状態に陥《おちい》りそうな予感がします。そんな自分を、自分の別の側面が助けてくれました。

元々僕は朝が弱く、しかも通勤に一時間半ほどかかるので、毎日朝から余裕はありません。先日の健康診断で血圧測定したときも、朝十時の血圧が一〇〇を切っていました。それが朝の弱さとどれくらい相関するのか実際にはわかりませんが、年齢と性別を考えたら低すぎる数値です。低血圧ボーイ（ボーイじゃないけど）。余裕がないのもしかたがないし、山下達郎のようなシティポップ感をまとうには血圧が低すぎるのです。

ただ、助かることに、朝早く受診に来る人は、診療に長い時間がかかる人のほうが少ないです。話が入り組むことも多くはなく、昼以降の診療と比べるとまだ、血圧が一〇〇を切っていても集中できそうな感じです。もちろん、入り組んだ話になる場合は省略することはしませんが、なぜだかそういうことはあまりないのです。

午後に向けて僕の血圧が少しずつ上昇するとともに、診療での話も複雑になり始めます。ある意味ギリギリ絶妙なタイミング。おかげでなんとかやっていけています。皆さん、ありがとうございます。

さて、ものすごく自分中心の捉え方をしてしまいましたが、要するに、比較的負担の少なそうな朝の時間ですが、朝が弱い僕にとっては楽ではないのです。だからこそ、集中力を保つように心がける必要があります。そしてそのおかげで、学生さんの見学日も、学生さんの目を意識しすぎる余裕はありませんでした。

むしろ、普段通りのことをやるだけでやはり精一杯。申し訳ないと思いながら、できるかぎり途中で解説したり、少し患者さんが途切れたタイミングで自家製のチャイを振る舞ったりしましたが、あれでよかったのだろうかと今も思います。チャイは漢方の師匠直伝なので自信があるのですが、肝心の教育的な要素は薄くなってしまったなぁと回想しています。逆に僕は、外来診療が終わってみれば、学生さんに助けられた部分がありました。

人の目という抑止力

先ほども書いたように、僕は朝が苦手です。かといって、朝早くの診療をするときに手を抜いている自覚はありません。でも、身体的に好調ではないときに全力を出しきることはできないものです。

たとえば、一九九七年のNBAファイナル第五戦。バスケの神様マイケル・ジョーダンは、インフルエンザではないかと疑われるほどの高熱を出しながら、驚異の得点をあげてチームを勝利に導きました。通称「flu game」。あれ、こう書くとジョーダンは出しきってるな……。でも、これは神様ゆえの集中力かもしれないし、熱がなかったらもっと得点をあげていたかもしれません。

それと同じように、とはまるで言えないし、もはやなぜこの例を出したのか自分でもわかりませんが、身体がけだるいときは、診療中の気分や雰囲気がどうしても少し重くなってしまっていると思います。でも学生さんが見学しているときは、これに「ないようである」抑止力がはたらきました。

人の目がなんとなくある状態というのは、サボるわけにはいかないぞという、ダラけに対する抑止力になります。しかも、意識しすぎて緊張してしまうほどではない、なんとなくの抑止力。このときは、通常モードを保てている時間は、学生さんの目をあまり意識せず自由に診療でき、少し疲れてきてダラけそうになるリミットくらいになると、「ダラけるわけにはいかないぞ」と発動する、本当にちょうどよい抑止力が生じていたのです。

その結果、終わったあとにいつもより充実感がありました。もしかしたら、ダラけそうになるときに少し力を入れて踏ん張ると、集中力の波が少なくなって最終的に疲れにくいのかもしれません。この仕組みを知ってから、その後の外来診療でもダラけの抑止力を自分で発動させることを試しているのですが、学生さんがいたときほどうまくはいきません。人の目がなんとなくある状態というのは、じつはとても大切なことかもしれません。

内在する目

また、学生さんの見学や公共の場は実際の目がありますが、それがないとしても、「ないようである」他者の目が自分に内在していれば、人の目がなんとなくある状態というのはおそらく実現されます。

僕は、他の多くの臨床家と同じく、診療することにおける作法、倫理観などを自分のなかだけで編み出してきたわけではありません。むしろそれらの内実は、自分で気づいたり築いたりしてきたことではなく、実際に指導していただいた先輩や、指導は受けていなくても優れた書籍を残したり、お話だけさせていただいたことがあるレジェンドと言える先生方の姿勢や言葉から学び、そうありたいと希求して教えとして胸に秘めていることがほとんどです。

だから、診療の場で、現実的には自分だけで目の前の人と向き合っているときも、あの先生だったらここで手を抜かないだろう、とか、ここでもし手を抜いたらそのことを先生に報告できるだろうか、とか、あの本にはここで手を抜かないことで患者さんの未来が開けると書いてあったぞ、など、勝手に内在する目を感じていることは思いのほか多いです。

それから、ある局面において、どうしたらよいかわからず迷いが生じたときには、「あの先生だったらどう考え、どう構えるのだろうか」と思いを馳せます。

たとえば、何度か診療で面接をしているけど、なかなか話してもらえずに面接が深まらないとき。こんなときは本当にどうしたらよいかわからなくなります。そういうケースの相談を何度かさせていただいた先生は、相談のたびに実際に天を仰ぐようなお手上げポーズをしていて、とても気持ちが和みました。

診療の最中に頭のなかでそのポーズを思い浮かべるだけで、少し冷静さを保てて、こういうときこそ焦らずゆっくり、といったアドバイスを思い出したりします。

また、診療で話しているると、時折、強く責められるようなことを言われ、こちらの気持ちも乱れてうまく謝ることができないと感じるときがあります。そういうとき、前に書いた山本昌知先生だったら「すまんかった。足りないところを教えてくれてありがとうございます」と手を合わせながら謝るのだろうなぁと考えると、頑《かたく》なになりかけた自分の心がほどけていくような感覚になることもあります。

このように、あの先生ならばここでどうするのだろうかと想像できるということは、頼りになる人が自分のなかにいることとほぼ同義であると言える気がします。

こんな連想に今回身を任せることができたのは、外来診療の見学を申し出てくれたあの学生さんのおかげです。学生さんはあのときの最後、「精神科医になりたいと思っています」と言いました。もしそれが現実になれば、きっとどこかで再会します。そのときまでには、もう少し余裕を持って助言をできる人間になっていたいです。この気持ちもまた、今後の僕が自己研鑽《けんさん》するにあたっての、「ないようである」内在する目になるのだと思います。

第16話　遅めのスピード感を意識するということが

じわじわとした変化

最近、引越しをしました。理由は、持ち物が増えてきて手狭になったということです。その住まいには七年八カ月も住んでいて、もともと広いわけではなかったうえに、本、服、楽器などが徐々に多くなっていき、窮屈な感じになっていました。それを自覚したら急に、引越しをしたくてたまらなくなったのです。

七年八カ月のなかで徐々に、そして確実に、手狭になっていったのですが、あまりにもじわじわとした変化だったのでなかなかそれに気づくことができませんでした。僕を含めた多くの人には、物事がじわじわとしか変化しないと、その変化に適応するように自分で自分をチューニングしていく傾向があると思うので、年月を経て俯瞰《ふかん》するとかなり偏りのある状態に陥っていても、それを自覚するのが難しくなります。

これってじつは、身の回りのさまざまなことで生じていることで、政治や環境問題などに目を向けてみると恐ろしい気持ちになることも多くあります。家族関係にもあてはまるでしょう。だから、身の回りの問題について話し合ったり、知識をつけようとするなど、自分の価値観に他者の目を入れて、偏りすぎないようにしていくことは大切なことだと思います。

ただ、自宅となると、他者の目は入りにくい。七年八カ月前、引越ししたてのころは近所に友人が何人かいたし、物も少なくスペースがまだあったので、遊びにきてくれることも多くありました。でも、友人たちが引越ししていなくなり、並行して手狭への変化をしていった僕の自宅は、他者の目が入る機会がどんどん減っていきました。だから、本当に生活上の困難さを感じるまで気づけなかったのです。

火事場と化した引越し

引越すと決めたら、散らかりきった部屋をまずは整理しないといけません。主に本と服。売りに出してもよさそうなものと、引越し先に持っていくものを分けます。あらためて眺めてみると、本棚やクローゼットには売りに出せそうなものがたくさんあって、まずは本とＤＶＤをまとめて売りに行ったところ、二万円くらいになりました。

予想以上の金額に驚きつつ、本やＤＶＤよりも品数が多い服には否が応でも期待がかかります。大量なうえに、普段の一五パーセント増しの値段で買い取る期間という店に売りに行ったので、査定を楽しみに聞きにいくと、なんと三一五円でした。一五パーセント増しでなかったら二七三円……。自分の服の価値のなさに落ちこみましたが、ずっと落ちこんでなんかいたら引越し日までに物の整理が間に合いません。

引越し準備は数週間、常に危機感を覚えながら取り組んだはずでしたが、結局引越し当日の朝四時くらいの時点で、まだ段ボールに入れきれていないものが散見される状態でした。引越し屋さんが来るのは朝八〜九時の間の約束。間に合うのだろうか、間に合わなかったらどうなっちゃうんだろう、などと少しボーッともの思いにふけってしまったのがよくありませんでした。緊張感が数分途切れたようでそのまま寝てしまい、ピンポーンというチャイムで目が覚めたのです。

インターホンのモニターには、いかつい引越し屋さん。しかたなくまだ散らかっている部屋に迎え入れましたが、明らかに怒っています。すいません、と繰り返しながら、とんでもない早さで残りの荷物を段ボールにしまっていきました。たぶん、火事場のバカ力というのはああいう雰囲気なのだと思います。

とはいえ当然、「僕らじゃなかったら契約不履行で帰っていたかもしれませんよ」と怒られて、段ボールに入れきれなかった少しの荷物はタクシーで運ぶことになりました。でも、「本当はこれ以上積めないけど、物干し竿は積みますよ、長いから」とか、たぶんその引越し屋さんも音楽作業をする人のようで、「モニタースピーカーの下に置いてたブロックは持っていきますよ、重いし。これで最後ですよ」とか、じつは優しい人にちがいないと思われる気遣いをところどころに垣間見せてくれて、最終的には実務的にも心理的にも救われました。

気のよさのようなもの

そんなドタバタで引越しをしましたが、住んでみるととても快適です。その要因はいくつかあるのですが、まず明らかなのは通勤のしやすさです。それまでの住まいは、僕が勤務する病院の最寄駅に向かう電車に直接乗れず、乗り換えをするか、自転車で少し離れた駅まで行って乗るかしなければなりませんでした。でも、引越した先では、その電車に直接乗れます。このことがこんなに楽なこととは思っていませんでした。これも、じわじわと前の居住地の環境に慣れていったために気づけなかった要素の一つかもしれません。

それからもう一つ大きい要因としては、引越し先の周りの、気のよさのようなものを感じられることです。もともとどこに引越しをするかは、時間をかけてじっくり探したわけではありませんでしたが、土地が持つ気のよさのようなものは決め手の一つでした。近くに好きな神社があるし、高い建物もあまりないし、なんとなく気がよいと感じるのです。

この二つの要因を書いてみて思ったことは、通勤のしやすさという要因は、理屈が明確でわかりやすいので誰にでも伝わりやすいだろうけど、気のよさという要因は、僕が感じている感覚をなんとなくでも共有できる人でないと理解や納得はできないだろうということです。

感覚を共有できない人にとってみれば、快適さの理由は気のよさですなんて言われてもなんだか怪しいし、極端な人だと嘘を言うな、と思われるかもしれません。自分の意見を人に言うとき、明確な理屈があるか、その意見を言う感覚を共有できるかすれば、相手には納得の雰囲気が生じ、そうでなければ下手をすると嘘のように響くかもしれないというのは、興味深いです。

理屈を一緒に見つけていく

精神科における診断にもその要素があります。

医学的な診断の多くは、科学的に明確な根拠を伴うものです。明確な根拠を伴うとは、血液検査とか、画像などの検査結果によって、その診断が証明されるということです。精神科領域で言えば、認知症は頭の画像検査などで根拠が示されたり、てんかんは脳波検査で説明がついたりしますが、たとえばうつ病、統合失調症、発達障がいなど、他の多くの診断においては、科学的に明確な根拠までは今のところ示すことができません。少なくとも現段階で、科学的に明らかな根拠は示せないものが多い精神科の診断については、明らかな根拠が示されやすい内科や外科の疾患の診断とは別物と考えて向き合ったほうがよさそうに思えてきます。

科学的でありすぎようとしたり、急いで診断をしようとするよりも、まずはなにがどうつらいのかという内実をよく聞いて、感じて、共有することがたぶん大切です。

たとえば、気分が落ち込んでなんだか不安。自分を責めてしまいがちで意欲が出ず、あまり思考も回らない。でも、これまでもなんとかやってきたので、キツいけどもう少しがんばるしかないか、と考える人が、周りの人からのすすめで診療を受けに来たとします。

そんなとき、問診表を見ただけでチェックリストを埋めるような感じで「うつ病ですね」と言い、「うつには薬物療法です」と治療を進めてしまうと、相談に来た人には、十分納得できるような実感は伴わないと思います。しかも、こちらがわかった気になっているだけかもしれません。

大事なのは、いつから普段と違う状態になったのか、それはこれまでにもあったことなのか、普段と比べてどれくらい違う状態なのか、もともとはどんな人で、どんな環境で育ってどのような仕事をしてきたのか、などたくさんのことを聞きながら、その人の状態の見立てに一緒にたどり着くことだと思います。

そうするうちに、じつは食欲がなくて食事量がずいぶん減ったとか、眠れてはいるもののぐっすり感はだいぶない気がするなど、診断の核になりそうな新たな情報が増えたりもします。そのうえで、

「いろいろお話しして思うんですが、これまで踏ん張りがきいていたけれど今回はそんな気持ちになれず、食事もなぜか喉をとおらず、寝ても疲れが取れないんですよね？」

「はい」

「これって、もしかしたら、うつ状態かもしれないです。どう思いますか？」

「なんとなくそうかなって思ってたけど、やっぱりそうですか」

「そんな印象を持ちました」

このような形で、その人の状態を説明する理屈を一緒に見つけていくと、治療にも主体的に取り組めるようになると思います。

診療の話でなくとも、引越し前の僕のように、自分の状態を客観的には把握できなくなっている人は多いです。僕だって、なんの根拠も感じられないままいきなり、「引越したほうがよい状態だぞ」なんて言われたらきっと納得できなかったと思います。仮に、信頼できる引越し切迫係数のようなものがあって、科学的に引越しが必要です、と言われたらもしかしたら納得できたかもしれませんが、現実はそんなに明確に判断できることばかりではないはずです。

そういう場合は、いくら客観的に相手の状況を把握できていると思ったとしても、その人が置かれている状態を一緒に自覚していく、遅めのスピード感を意識するということが必要かもしれません。そうすることで、こちらが発する言葉を嘘ではない納得できるものと認識してもらえることもあるだろうな、と今回は考えました。

なぜ引越しの話から、話を信頼してもらうためのコツを探求する話に着地したのでしょう。不思議だ。

Ⅳ

「ないようである」菌やウイルスと生きる

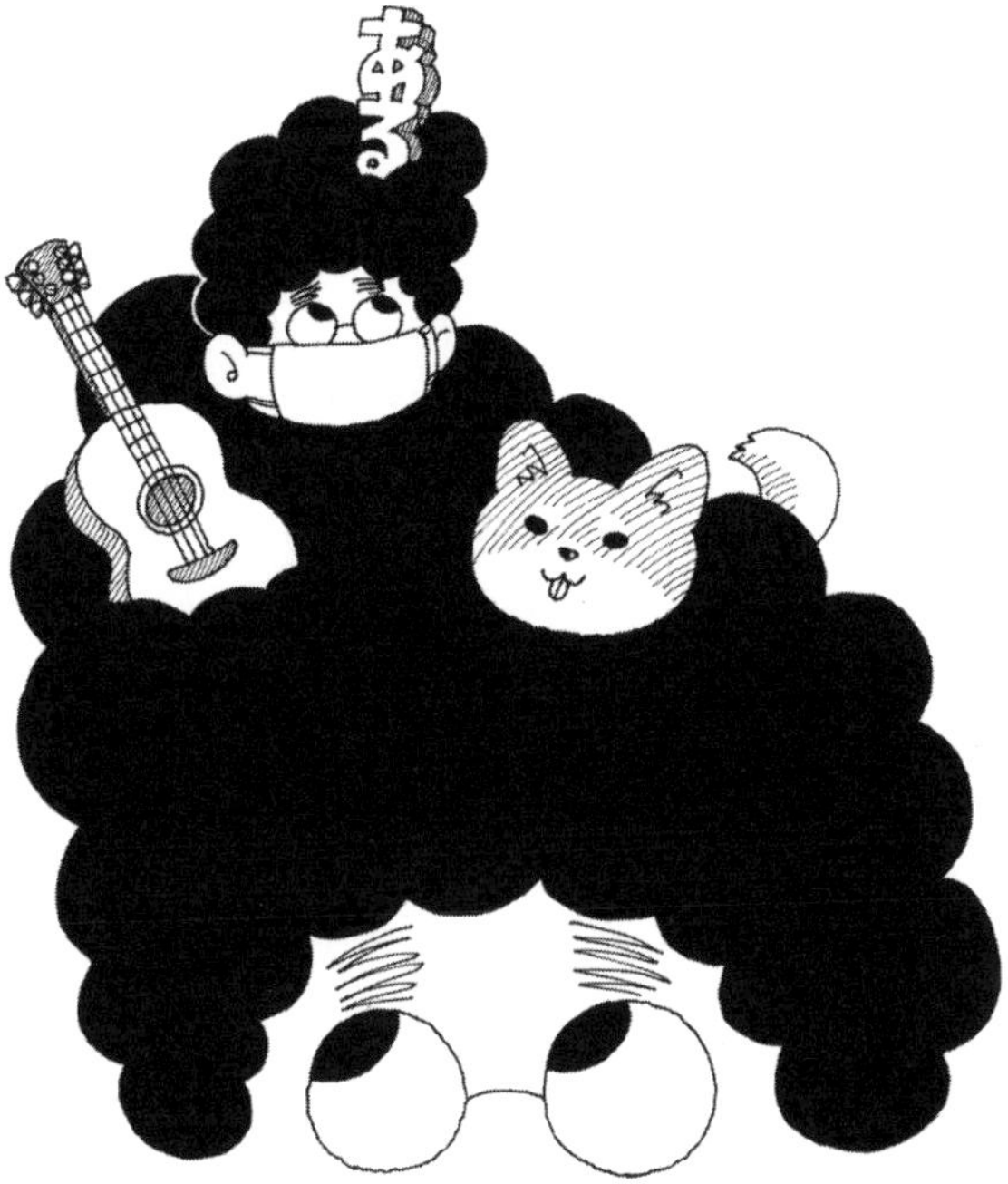

第17話 ノロとアニキはまったく別の生物ですが、

「なんか嫌」という感覚

冬と言えば、今や真牡蠣《まがき》です。今や、というのは、数年前まで唯一苦手な食材として残っていたのが牡蠣だからです。それがあるときを境に明確に苦手ではなくなり、一直線に好物まで登りつめました。

この形、過去にレバーや銀杏《ぎんなん》でも経験していて、どちらもすでに好物です。苦手だった食材が急に食べられるようになり、むしろ好きになるという現象ってどういうことなのでしょうか。

ある食材を苦手だと感じることって、おそらく最初は無意識的に危険を感じることに近いのではないでしょうか。甘味、塩味、酸味、苦味、うま味の五つの基本味は、遺伝的な栄養素のシグナルなのだそうです。甘味はエネルギー源、塩味はミネラル源、酸味は腐敗物または有益な有機酸、苦味は毒、うま味はタンパク質のシグナル。これで考えると、酸味や苦味は本能的に忌避《きひ》すべき味と認識されるそうです。確かに僕で言えば牡蠣や銀杏には苦味があると思うし、苦手な食材を思い浮かべると酸味や苦味がちらつく人は多いのではないでしょうか（参考文献：堀尾強、嫌いな食品の嗜好変化に関する研究、「研究紀要」関西国際大学編、115-123,2012)。

これは、「なんか嫌」と危険そうなものを遠ざける味覚的な動物的勘と言えそうで、同様のことが他のさまざまな感覚でもありそうです。夏の暑い日、数時間置かれたおにぎりのにおいを嗅《か》いで、「これ、やばそう」と腐敗のにおいを嗅ぎ分けようとするのは嗅覚的。僕はレバーや銀杏の食感も苦手でしたが、これは触覚的ではないでしょうか。それから、先日タガメを食べたのですが、もう見た目が恐怖すぎてなかなか手が出せませんでした。これは視覚的と言えるでしょう。

まぁただ、「なんか嫌」も突きつめればその人の過去の経験に理由を見出せたりするのかもしれず、根っこから本能的な因子と、育った環境とか食習慣などが関係する社会的因子を明確に分けるのは難しいようにも思います。

それにしてもほとんど誰にでも、「なんか嫌」な食材ってある、またはあったのではないでしょうか。そして「なんか嫌」の正体はたいてい、不安や恐怖です。

でも、たとえば断れない状況におかれるなどしてしかたなく食べてみて、じつはそこまで嫌じゃない、という経験をすると、その食材に対する不安や恐怖は軽減します。「この食材はそこまで嫌なものではない」と学習するわけです。

すると、その食材の他の側面、それまで「ない」とされていた側面が、「ある」ということに気づきます。そしてそれが楽しめるものであったとき、その新発見な側面はその人にとって新鮮なものであることが多いはずなので、もっと食べたくなって、好物にまで登りつめたりすることもあるのではないでしょうか。

まさかの風味

ちなみに先ほど書いたタガメですが、見た目は本当に怖いというか、家のなかで時々コンニチハするアノ昆虫を大きくした感じの見た目なので、怖いどころか見るだけでも憚《はばか》られました。でもそのときは、そういう珍しいものを食べにきたのだから食べよう！　と、皆で鼓舞《こぶ》し合い、集団の力でごまかしながら食べてみたところ、なんだか青リンゴのようなとても爽やかな味？　香り？　がしたのです。

これはかなり衝撃的な体験で、そこにいた全員が驚愕の声を上げました。タガメが青リンゴ風味を隠し持っているなんて到底「ない」ことだと思っていたからです。これ、タガメ自身も自分のこの側面に気づいていない可能性が高いと思うので、タガメに知らせたらタガメも驚愕の声を上げるかもしれません。どんな声なんだろう。

それはそうと、この経験によって、自分がタガメという食材に感じていた恐怖感は薄れました。あと数回タガメを食す機会があったら好物に変わる可能性があると感じています。

こうして、苦手な食材から好物になったものの一つが、僕にとっては牡蠣です。本能的か経験的かはわかりませんが、牡蠣に勝手に毒性を感じていたかもしれない僕は、牡蠣という食材を「なんか嫌」と感じていました。しかし、何度かすすめられて食べたりしているうちに、「なんか嫌」の成分は薄れ、うまさや日本酒との相性の素晴らしさに気づき、強く惹かれ、好物として楽しめるようになりました。でも一方で、僕の動物的勘もおそらく外れてはいないだろうと思うことがあります。

牡蠣を含めた二枚貝を食べるということは、ノロウイルスに感染する危険性を有しています。僕は、牡蠣を好物だと認識してから数カ月後、ノロウイルスに感染し、体が乾ききるのではないか、というほどつらい経験をしました。牡蠣を食べ、三十時間ほど経過し、食べたことも忘れたころに突然嘔吐《おうと》。そして下痢、発熱。文字通りトイレから出られず、病院はもちろん出勤停止。壮絶な初体験でした。

それからというもの、牡蠣は食べていない……わけではなく、感染の危険性が少ないと言われる生食用の牡蠣は食べ続けています。うまいものは簡単にはやめられない。

ノロの呪い

さて、そんな牡蠣ですが、以前ノロわれたときは、なんだか火が通りきっていないように感じられる曖昧なアヒージョを食べたときでした。その後、生食用と加熱用の感染しやすさに差があることを聞き、信頼できる人が調理するとき以外は生食用のものだけを食べるようにしていました。それが功を奏してか、軽く腹を下すことはあるものの、壮絶な食中毒にみまわれることはありませんでした。そう、注意すれば、楽しみをすべて我慢する必要はないのです。

しかし、それが先日、抗《あらが》えない力により危機にさらされることになりました。不可抗力により、曖昧な牡蠣の天ぷらと対峙《たいじ》することになったのです。注文したのは目上の人。白子の天ぷらも一緒になっていたので、積極的に白子を食べ、牡蠣はどうぞ、というスタイルを保持していたつもりでした。それなのに気を遣ってくださった目上の人が牡蠣を回してくれたのです。あぁ、断りづらい……。

断るにしても、食中毒の経験がありまして、なんてことは店内で簡単に言えるようなことではありません。「ええい、ままよ！」と脳内で唱え、「ええい、ままよ！ってどういう意味だっけ」と疑問を呈しながら牡蠣の天ぷらを一つ食べました。食感は曖昧……。まぁそもそも牡蠣がパリッとした食感になるはずはないので当然なのですが、アヒージョの悪夢が脳裏をかすめました。

翌日、世間は休日で僕は当直。病院でその日の朝から次の日の朝まで業務です。前日に牡蠣の天ぷらを食べたことは忘れ、しばらくは体調もよく仕事をがんばっていました。しかし、午後になり「キリキリキリキリ」と急に腹痛が。

腹痛の擬態語が「キリキリ」って、よくわからないけどうまい表現な気がする、というのを体感しながら、どんどん痛みは増します。かと思ったら少し改善。ふぅ。と一息ついたのも束の間、また「キリキリキリキリ」。この繰り返しで、再びアヒージョの悪夢を思い出しました。

ただ、前回は腹痛はここまで激しくなかったかわりに、発熱や下痢が壮絶でした。今回は、嘔吐はしたものの、腹痛以外は症状がほぼありません。よく考えたら前回ノロウイルスに感染したときと状況は違ったのです。でも、そのときはそんなことつらすぎて考えられませんでした。

つらすぎるうえに、またノロわれたという訂正不能な妄想的思考に囚《とら》われて恐怖と不安で頭がいっぱいなのです。「昨日のあの牡蠣だ。またノロだ。めちゃくちゃつらい数日間がやってくる。嫌だぁ！」と脳内に浮かぶものの腹の痛みで叫ぶことさえできません。深夜の医局で一人、聴診器で自分の腹部の聴診をするなど、やや奇異な行動をしたのを覚えています。

さらに、腹痛の直前まで取り組んでいた「自分らしさについて」という依頼原稿があったのですが、ノロウイルスという怖いウイルスのことを考えていた反動か、好きな微生物である古代的な清酒酵母に甘えたくなり、その酵母との架空の会話を原稿に書き、依頼主に送りました。その架空の会話のどこに「自分らしさ」を見出したのか、今となってはわかりません。当然その原稿は、後日ゼロから書き直しになりました。

ごめん、アニキ

翌日、平日の業務になり、腹痛はややおさまってきていたものの、内科の先生に経緯を説明しました。


「一昨日食べたものは？」

「牡蠣です！　ノロですか？　ノロですよね？　はぁ、ノロかぁ……」

「牡蠣以外で海鮮のものは食べた？」

「えっと、白子の天ぷらと、あ、あとしめサバも食べました」

「そっか。内視鏡しようか」

「え、ウイルスって内視鏡ではわからないですよね？」

「うん、たぶんウイルスじゃないからね。サバと、あと白子もまぁ気になるかな」
「……。あ！」

内視鏡で見えたもの、それは弱った（らしい）アニサキスでした。アニサキスというのは寄生虫で、その小さな幼虫は魚介類に寄生します。その魚介類の代表的なのがサバ、アジ、サンマ、カツオ、イワシ、サケ、イカなど。アニサキス幼虫が寄生している生鮮魚介類を生（不十分な冷凍または加熱も含む）で食べることで、アニサキス幼虫が胃壁や腸壁に刺入して食中毒（アニサキス症）を引き起こします。急性胃アニサキス症とは、食後数時間から十数時間後に、みぞおちの激しい痛み、悪心、嘔吐を生じるものです。なお、一般的な料理で使う食酢での処理、塩漬け、醤油やわさびを付けても、アニサキス幼虫は死滅しません（参照：厚生労働省ホームページ）。

そうか。アニサキスか。内視鏡でそのアニサキスを取り除かれると僕の症状は劇的に改善。これは確かにウイルス性の食中毒ではありません。寄生させてあげられなくてごめん、アニサキス。

僕が「ノロだ、ノロにまたやられた〜。曖昧な牡蠣の天ぷらめ！」とノロウイルスを呪わんとしていたそのとき、僕の消化管内にノロはおそらくおらず、アニサキス、いや、もう略します。アニキが必死に僕の胃壁に噛みついて（正確には刺入）いたのです。アニキの存在に気づかなかったのは、僕が長男で兄がいないということと関係しているのでしょうか。

ノロとアニキはまったく別の生物ですが、今回僕は勝手に関係性を構築しています。僕からすれば今回のノロとアニキは、僕を通り過ぎていった二つの大きなつらさの因子、という捉え方になります。でも、ノロやアニキからすれば、ただ活動をしただけにすぎないのでしょう。立場によって事情はまったく違う、ということを実感したエピソードでした。

また今回は、体内という、自分の見えないところで起こっていることについて壮大な勘違いをしました。前回はノロでしたが、今回は意外とアニキだったのです。見えないことやミクロな細かいことってやっぱり全然わかりません。

見えないゆえに、そのことについての考えは「予測」の域を出ないはずなのに、今回の僕のように、いつの間にか視野が狭まり、妄想的に「事実」として捉えていることって案外多いはずです。これは、物事が思いもよらない方向に進んでいく可能性があるのでけっこう危険なことのように思います。

この危険性をなるべく忘れないように日々したいわけですが、恐怖や不安は、「今自分が考えてることってもしかしたら全然違う可能性もあるんじゃない?」と考え直す冷静さを奪いがちです。恐怖や不安を感じているときに自問自答できれば解決するのですが、それがなかなかできないのがジレンマ。

でも、思い起こしてみると、聴診器で腹部を聴診していたということは、ノロと思いながらも、腹のなかにウイルスではないアニキ的ななにかがいると感じていたということかもしれません。もしや、これこそが動物的勘!?

第18話　自宅多めの生活から社会多めの生活に戻るのは、思いのほか

「ねばならない」に囲まれて

新型コロナウイルスの存在感が大きくなり数カ月が経ちます。多くの人の生活が変わったことでしょう。人によって程度の差はあれど、外で人と会ったり仕事をしたりという機会は極端に減りました。今まで主に自宅で日中過ごしたり、もともと自宅仕事をしていた人たちも、仕事に出ていたはずの家族が昼間もいる、などの変化があったかもしれません。飲食店は営業をこれまで通りにはできず、娯楽の場所ももっぱら閉じている。

これはもちろん、新型コロナウイルスの感染拡大を防ぐための対策ではありますが、外出を控えなければならない、密閉、密集、密接を避けなければならない、マスクを着用せねばならない、自炊しなければならない、など、多くの慣れない「ね

ばならない」に囲まれた環境に急になり、戸惑いを強く感じたと思います。

僕にはどのような変化があったかというと、まず仕事面。病院勤務という性質上、通勤をする日の多さは変わりませんでした。これまで通り、平日は病院や施設や役所に行き、当直があれば夜や休日に病院に泊まるというペースは同じです。

個人的にとても大きな変化だったのは通勤方法を電車から車に変えたことです。毎日家から病院までの往復の通勤時間は三時間強。この時間を毎日電車で過ごすというのは、しばらくは危険性が高まることかもしれないと考えて、病院の近く以外で運転したことがなかった車で、ほぼ同じ時間をかけて往復する日々が始まりました。

人は環境が変わるとそれに馴染むまでに、少なくとも月単位の年月を要します。馴染むというのは安定することを意味するので、逆にそれまでの月単位の期間は、試行錯誤しながら安定の形を模索する不安定な期間と言えます。この期間には多くの「揺れ」が生じて当然です。

しかし、環境が変わったとき、馴染むまでの期間に生じる「ないようである」揺れには多くの人は気づかず、なんだかよくわからない不調がいつのまにか生じたように感じてつらくなることが少なくありません。車で通勤するという環境に対して、僕もかなり揺れました。そして、やはり真ったただ中にいるときはなぜ不調なのか気づけなかったように思います。

もともと電車での長い通勤時間が大好きというわけではありませんでしたが、ウトウトしたりボーッとしたり読書をしたりメールをしたり、ときには原稿を書いたりもできる、ある意味貴重な時間でした。そして電車内でしていたこれらのことのすべては、運転中にはできません。

その代わりに運転中の時間にすることと言えば、なにはともあれまず運転です。慣れない長距離の運転なうえ、ときには大雨だったりして、緊張が緩みきることはありません。まぁ運転するのだから緊張していることが正しい状態だとも思うのですが、これが続くとじわじわ疲れます。

緊張をいい具合に和らげるためにできることはたとえばラジオや音楽を聞いたり、それに合わせて歌ったりすることでしょうか。でも、歌うのは実際はけっこう高等技術なので、しばらくは聞くことのみが頼みの綱でした。つまり、周りに迷惑をかけなければ概《おおむ》ね自由時間だった電車移動の時間が、することを運転となにかを聞くことに絞ら「ねばならない」時間に変わってしまったのです。

環境に馴染むための細かい試行錯誤

それでもはじめは新鮮でした。僕の車はシステムが充実しておらず、カーラジオしか聞けなかったのですが、朝ラジオを聞きながらある程度の距離を運転するなんてしたことがなかったので刺激的で、しばらくはラジオを聞きながら運転「したい」という能動的な姿勢でした。

ただ問題は、地域をまたいで聞ける局はかぎられるので同じ番組しか聞けないことで、次第に、毎朝聞く別所哲也氏の声に違和感を覚えるようになりました。

これはどう考えても、別所氏や番組にまったく非はありません。むしろ月〜木曜日の朝六時から三時間の生放送を何年も続けていることを知って驚愕し、尊敬しました。番組構成も朝の時間に活力をもらえるもので、「目覚めるのじゃ」と声がけをしてくれたりもします。しばらくの間はこれが癖になり、「目覚めました！」なんて言いながら機嫌よく運転していたのですが、落とし穴があったのです。

別所氏はいつも安定して元気です。これは本当にすごいことで、人間だから気分の波は「ない」ようでも必ず「ある」はずなのに、ラジオを聞いているかぎりそれに左右される印象はまったくありません。プロとはこういうことを言うのだと思います。

ただ、僕の朝の気分は毎日変わります。慣れない車通勤や新たな仕事内容、そして新型コロナウイルスのための自粛生活や終わりの見えない不安に晒《さら》され続けることで、今思えば少しずつ疲れていきました。人は誰でも疲れれば余裕がなくなります。根本的な元気さを保てなくなった僕の気分は、朝のラジオの元気さについていけなくなりました。

気づくと、ラジオを聞きながら運転「したい」だったはずの姿勢が、運転「せねばならない」という苦行に変わっていて、なにも聞かずに黙々と運転するようになっていました。これでは、運転の緊張も和らげることができず悪循環です。

ただ、この不適応の状態がとても悪いかと言えばそうとも言いきれません。機械のスイッチやプログラムを変えるように、一瞬でモードを変えることが人にはできないので、細かく試行錯誤をしながらじわじわと環境に馴染み、適応していくのです。その過程のなかで少しずつ不適応によるつらさが生じる機会が減っていきます。

「目覚めるのじゃ」「はい！」

実際僕も、徐々に新しい仕事のペースに慣れたり、高速道路の運転のコツを摑んでいったり、好きな酒をテイクアウトして自宅でちょびちょび飲むなどの自分を緩ませるコツを見出すうちに、本当に少しずつですが余裕を取り戻していきました。余裕を取り戻すと想像力も豊かになりやすくなります。どうにかスマートフォンの音を車のオーディオで出す術《すべ》はないものかと探し始めました。

そして「車内　スマホ　聞く」と検索したらすぐに、FMトランスミッターの存在を知りました。これを使えばスマートフォンから音楽や、別のラジオ番組を聞くこともできます。こんな素晴らしいものがあるなんて、発明した人に感謝したいです。FMトランスミッターのおかげで、車通勤の最中に聞きたいものを聞けるようになり、再びだんだん楽しくなって、今度は安全な道を運転するときに歌ったりするようにもなりました。

慣れてくれば、駅まで歩くなどの手間がないので、車の通勤は身体的には楽です。いろいろなものを聞くのも楽しい。一方で、読書や原稿書きなど電車でできていたことができなくなったことは変わらず残念でもあります。でもまぁそれもしばらくはしかたないと思えるようになりました。

運転「せねばならない」に偏っていた苦行モードは、運転「したい」の要素を含みつつ、読書や原稿ができればいいんだけどなぁという不満も、まぁしかたないとある程度消化して、新たな環境での通勤スタイルを試行錯誤しながら見出したと言えそうです。

今では朝はやっぱり別所氏に目覚めさせてもらいたくなり、少なくとも「目覚めるのじゃ」が聞ける朝八時前後は聞いて、「はい！」というやりとりを密室で元気におこなっています。

僕の場合通勤が続いているので、まったく同じような状況の人は少ないかもしれません。でも、新たな環境になり、その環境に馴染もうとしていろいろな試みをしながら疲れてきたりしたのちに、落としどころはこんな過ごし方なのではないか、ということを見出し始めている人は多いのではないでしょうか。それは、まぁこれでやっていこうと新たな環境と自分の間に折り合いをつけるということで、やっと少しずつ環境に適応してきたと言えるのだと思います。

元に戻るにしても新しい環境と捉える

さて、そんななか、緊急事態宣言が解除されて、会社や学校が再開されるという話をちらほら聞くようになりました。僕が行き帰りする道路も、少しずつ車が多くなってきたように思います。再び、新型コロナウイルスが出てくる以前のせわしない日々に戻りつつあるのかもしれません。

これはすべての側面において喜ばしいことでしょうか。いや、喜ばしいことのはずです。でもなんだか、そう言いきれない自分もいるような気がします。もちろん、公演や講演、店の営業などを生業《なりわい》にしている人たちにとっての苦しい状況は一刻も早く改善されてほしいと心から願っているので、希望の光が見えるような動向は非常に喜ばしいです。

僕が診療で関わっている一人の人は、パートナーとカラオケに行くのが大好きだったのですが、この期間には行けなくなり、ストレスが溜まってしまって自宅で大声を上げざるをえなくなりました。その人と話すたび、その人の生命線であるカラオケが早く再開するとよいと強く思います。

一方で、自分の体は、この数カ月でステイホームとか自粛とか言われていた環境にやっと適応してきたところでした。それまででは考えられないくらい人と会わず、車通勤をして飲みにも行かず、家のなかでの過ごし方を考えて少しずつ新しいバランスを見つけてきました。

きっとこれからまた数カ月、一度馴染んだミニマムな生活から、再び選択肢の多い生活に戻っていく時期になります。元に戻るから簡単だと思うかもしれませんが、一度異なった環境に馴染んだので、元に戻るにしても新しい環境と捉えたほうがよいかもしれません。自宅多めの生活から社会多めの生活に戻るのは、思いのほか疲れるだろうし、これに馴染むのにもきっと数カ月かかるのではないかと思います。

この期間に、「ないようである」揺れが生じるであろうことをあらかじめ想定しておくと、つらさを感じてもそれが謎ではなくなるので少し楽かもしれません。そして、これまでの数カ月で自分にとって大切なものが感じられたとしたら、それはこの期間の財産として残しつつ、今後の数カ月で新たなバランスの生活リズムが見出せるとよいと思います。

今のところ僕は、自宅でぬかをかき混ぜたりすることで心の平静を保てるものだな、という体感は忘れずにいたいと考えています。

第19話 「普通」というのは正しさとか正解とかを意味するわけでは

実家の柴犬、初代と二代目

僕の実家には柴犬がいますが、今いるのは二代目で、初めて家に来たときから人懐っこさを目一杯発揮していました。散歩に行くと楽しそうに道ゆく人と触れ合ったりしています。

初代はまったく違いました。家では妹と父とのみ仲よくし、僕には吠えたり嚙みついたりするタイミングを常にうかがっていました。実際に何度も吠えられたり嚙まれたりしたし、散歩に行っても他の犬や人にやたらと吠えていたのを覚えています。

時々実家に帰って無邪気に走り回る二代目を見ていると、初代と二代目が家に来るまでの人生経験というか犬生経験に差があって、吠えざるをえない過去、もしくは人懐っこくせざるをえない過去をそれぞれ抱えていたのかもしれないと考えたりします。ただ、初代と二代目が家に来たのはどちらも生まれて間もないころでした。その間もない期間だけで、そんなに経験に差が出るものでしょうか。

僕が尊敬する精神科医の神田橋《かんだばし》條治《じょうじ》先生は、人間の愛着は胎児期から形成され始めていると仰います。一般的には、赤ちゃんが生まれてから親や養育者との関係性によって築かれると言われる愛着は、人を信頼したりされたりすることの、「ないようである」根拠になるもので、人間関係を紡ぐのにとても重要です。

その愛着の形成が、生まれてくる前から始まっていて、胎児のときの子宮内環境の居心地のよさなどが関係しているのではないかというのが胎児期の愛着形成に関する話です。

生まれてから間もない時期に家に来た初代と二代目の柴犬の明らかな気質の違いを考えると、もしかしたら柴犬にも胎児期の愛着形成に違いがあって、それによって同じ家で育っても家族に対する態度がまったく別のものになるのだろうかと想像したりします。

少数者であることの不安

動物も人間も、当然ですがまったく同じ個体はいません。たぶん、遺伝子配列がまったく同じでも、胎児期から生まれて育つ過程で経験するものが違えば、いろいろな側面で違いが生じるはずです。

もちろん、同じ部分も多くあります。同じ部分のなかでもとくに、その種のなかで大多数に当てはまることは「普通」とか「常識」といった認識になります。柴犬で言えば、四本足で歩くとか、色とか形とかの「普通」は想像しやすいです。でも大多数があるということは、それが当てはまらない少数の群もいると言えます。

さすがに、直立二足歩行をする柴犬はいないと思いますが、色とか性格とかが典型的と言えない個体はいます。それらは「普通」ではないということになりますが、ここで大事なのは、「普通」というのは正しさとか正解とかを意味するわけではないということです。

ある集団のなかで、ある側面において大多数の個体と異なるということは、自分にも他者にも違和感を生じさせるかもしれませんが、その根拠は単純に多数決です。

ある側面で「普通」ではないことは、その側面において大多数と違うというだけで、悪いことではありません。着目すべき点があるとすれば、良し悪しではなく、「普通」ではない側の、少数者としての寂しさとか不安とか孤独感だと思います。

「普通」ではない柴犬がいるとして、その柴犬がどう感じているかはわかりませんが、少なくとも人間界においてみんなと違う、ある側面で「普通」ではないという事実は、無条件に不安を感じさせます。

たとえば多くの人が楽しそうにしている場所で楽しめないとか、家族構成とか、疾患や障がいとされる状態があるなど、自分ではどうにもできない要素が関連したりもします。

しかもその人数は少ないので、「違ってて不安なんだけど……」と言い合える仲間が少ない、もしくは見当たらないことも多くあります。そうなると孤独感が膨らみ、「どうして自分は人と違うんだ」と自己否定的になったり、それが極まって卑屈になってしまったりするかもしれません。

本当だったら、先ほど書いたように、ある側面で大多数の人と違うという事実があるだけなので、それはそれとして気にせず、実家の柴犬のように過ごしたいように過ごせばよいとも思います。

しかし、社会的な生き物である人間にとっては、少数者であるということ自体が不安要素なので、なかなか気にせず自由に、というわけにはいきません。少数者であるがゆえに生じるこのような不安や、大多数に馴染めないという自己否定感が刻印されて、少数者の自覚がある人は肩身の狭い思いをしていることが多いです。

自分の体に嘘をつく

大多数と違う側面がどんな側面かにもよりますが、ある状況において多くの人はこうするけど自分としてはそうするのは疲れる、できればそうしたくないと自分の体が感じる場合、「我慢我慢。ここはこうすべき場面」とか「しかたない」などの言葉で、自分の体の声に折り合いをつけなければならないことがあります。

先ほども書いたように人間は社会的な生き物なので、基本的にはある程度自分が所属する社会や集団の流れに合わせて生きていく必要がありますが、そのために自分の体に、「ないようである」嘘をつきながら、少し無理して暮らしていかないといけないという状況です。これは程度に差はあれど、ほとんどの人がなにかしらの側面で抱えているものかもしれません。

僕が医師として尊敬する人たちの多くは、医療をつらい仕事としてではなく、興味の絶えない趣味のように捉えています。仕事をしたくないのにしなければならないからやっているという、自分の体に嘘をついている雰囲気はほとんどなく、勉強や研鑽することに対してワクワク感を持っているという印象です。

そういった人たちのなかには一度以上、医師としての道を歩むうえでつまずいたり、道をそれたりした人が少なくありません。大学時代につらくなって休学し、田舎で暮らしたり、働き始めてからやめて世界を旅したり、自分の選択ではありませんが大きな病気をしてしばらく勉強ができなかったりなどさまざまなのですが、皆、医学部に入ったら大多数の人は一生医師の道を歩むという、医師という集団における「普通」に馴染めなかった人たちです。

なにかしらの思いがあって医学部に入学するわけなので、その後に迷いが生じるのはおかしいような気がするかもしれませんが、高校までの価値観での選択が完全なもののはずはありません。迷いや葛藤の可能性はいくらでもあるのです。でも大多数は、途中でその道を歩み続けることに葛藤して体が立ち止まることを求めたとしても、「そういうものだ」などと自分に言い聞かせて歩み続けます。

そのなかで、自分の体に嘘をつき続けられなかった一部の人は医師の集団から離脱しているのです。そこからあらためて再び集団に戻る場合は、決意を新たにするとか、専門にする分野を検討するなどして自分に合った戻り方を考えて戻っています。

一度自分の体に嘘をつき続けるのに耐えられない少数者として、集団から離脱したことが、モヤモヤを払拭《ふっしょく》したと言えそうです。

自粛生活をヒントにする

このように、大多数の「普通」に馴染めなかった人が、意図せず少し救われたかもしれないことがつい最近もありました。新型コロナウイルス感染拡大に伴う自粛生活がそれです。

自粛生活以前の社会では、人となるべくつながり、関係性を拡げたり深めたりしながら人生を充実させるように生きるのが「普通」、とまでは言えないかもしれませんが多数でした。だから、コミュニケーションが得意ではなく、本当はこもりがちに生活したほうが楽だなぁという気質の人にとってみたら、生きにくさがあったと思います。

自粛生活が始まってからは状況が変わりました。それまでの当たり前が逆転するように、出たくても出られない生活が基本になり、多数者だった人は環境の変化に戸惑いながら、折り合いをつけるためにオンライン飲み会など新しい試みを考え出したと言えます。

一方、こもりがちの生活が体に合う人は、自粛生活自体がそれほど苦ではないのに加えて、こもりがちに生活することが社会的に少数ではなく、「普通」になったので、安心感さえ覚えたかもしれません。今まで、人とのつながりを拡げる活動にどことなく違和感を抱き続けていたような人が、静かな居心地のよさのようなものを体感できたとしたら、それはその人にとってとても意味のあることだったと思います。

緊急事態宣言が解除されて、自粛の雰囲気は徐々に緩くなってきていますが、ウィズコロナという言葉もあるように、これまでの数カ月がなかったことになるわけではは当然ありません。つながりを拡げるばかりではなく、自宅でおとなしくしながら充実して過ごすという方向も必要になってきます。どんなバランスが心地よいかはそれぞれ違うでしょう。そのなかで、なんとなくこれくらいのバランスがスタンダードという、「普通」の形は、どうしても生じるとは思います。

でも今回の自粛生活で、今まで感じたことがなかった居心地のよさや悪さを感じることがあったとしたら、それは自分の体の素直な感覚だと思います。今回のように、当たり前がわかりやすく逆転することはなかなかないことなので、この感覚は貴重なものです。それらをヒントに、それぞれの体に無理がない生活のバランスが見出せるといいなぁと思います。

そして、皆が違うという認識が今よりさらに当たり前になり、少数者としての苦悩を抱える人のきつさが少しでも緩む世の中になってほしいと切に願います。

第20話　無数の菌たちが無理なく自在にそこに

向き合う人に対する想像の解像度を高める

これまで何度も書いてきましたが、人はそれぞれ違う、ということを考えれば考えるほど、自分がおこなっている精神科診療や支援をマニュアル化することはできません。マニュアル的なものには頼らず、目の前の人に合わせて向き合い方を工夫していくことが、丁寧な対話を生む地味なコツと言えます。

精神科診療においては多くの場合、頼りになるのはその人のお話や、見た目や雰囲気など、数値や画像などにあらわしきれないもので、決定的な検査はほぼありません。でもじつは、それらから得られる情報はとてもたくさんあります。

まずは、今どういうことで悩んでいるのかということ。これは重要です。落ちこんでいるとか、考えがまとまらないとか、眠れないとか、食欲が湧かないとか、いろいろなキーワードから聞いていくと、その悩みの程度や持続している期間、きっかけになった出来事など、少しずつその人が感じている世界がわかり始めます。

これは、その時点での困りごとを詳しく教えてもらっていることになるので、グラフで言えば横軸であると言えます。さらにその人への理解を深めるためには縦軸、つまりその人の歴史を知る必要があります。

生まれてから今まで、その人にはどのような物語があったのか。どこで生まれて、どんな家族とどんな環境で育ち、人間関係の変遷《へんせん》はどんなふうで、それらが今のその人にどのように影響を及ぼしていそうなのか。これらが感じられると、長い年月で培《つちか》われたその人の人となりが少しずつ摑めていくのです。

こうして相手への理解が徐々に立体的になっていくと、ある出来事が起こったとき、「自分だったらこうは感じないけど、こんな物語を経てきた人だったらそりゃぁとても不安になるよなぁ」など、その人のことを少しずつ想像できるようになっていきます。このように、お話をして得られるさまざまな情報から、向き合う人に対する想像の解像度を高めていくことが、精神科での診療と言えます。

これは文章で書くと、なんだか簡単なことのように思えるのですが、じつはとても難しいことです。心理臨床に携わる多くの人は、心理学や精神医学など、心の仕組みやあり方について体系化された学問を下地にして心を捉えようとするわけですが、心というものには、見えたり聞こえたりなど、五感ではっきりと捉えられるような実体はありません。われわれは、五感で捉えきれない要素については、五感以外のなにかで「感じる」しかないのです。

これがまた複雑で、その人の過去の体験や物語と、今の体験や気分、環境などが影響を与え合ったりして渾然一体《こんぜんいったい》となっているものが、たぶん、心です。そんな曖昧なものをわかろうとしても簡単には無理だし、わかりきることはおそらく永遠にできません。それなのに、心は確実に存在していて、われわれに絶大な影響を与えています。心よ、あなたはなんてイケズなのでしょう。

菌の存在を体感する

でも、心のように、五感で簡単に捉えることはできないのに間違いなく存在しているという「ないようである」あり方に、僕はかなり魅了されます。はっきりと存在が証明できるわけではないのにその存在をなぜか信じ、それに振り回されたりもするということは、とても尊い営みのような気がするのです。

これは、信仰とか迷信にも似ています。神様のことはほとんどの人が見たことも会ったこともないのに、信じています。さぁ、いよいよ科学と非科学の境界線をまたぎ、あやふやな世界に足を踏み入れました。これまで書いてきたように、僕が発酵に関する知見を深めたり想像したりすることに、多くの人よりも強いときめきを覚えるのも、同じような理由によるものだと思います。

僕は、酒や醤油、味噌などの蔵に行ったり、『もやしもん』を読んで、空気中に無数の菌たちが漂っているイメージをする訓練をしているうちに、菌の存在を体感できるような感覚を身につけました。もちろん気のせいかもしれません。でも、感じられなかったものが感じられるような気になると、自分の周りの世界を捉える解像度が高まった気がして、とても豊かな気分になります。

われわれが生きているこの世界は、目に見えたり、簡単に認識できるものばかりで構成されているわけでは決してない、ということが体感できているようで、なんだかうれしいのです。

確固たる実体のある捉えやすいものの間に、「ないようである」曖昧模糊《あいまいもこ》としたものを体感するというのは、もしかしたら、必要性がはっきりとはしていないけどじつは大切なさまざまなことを感じ取るという、現代人が知らぬ間に失いつつある感性を取り戻そうとすることなのではないかとさえ思えてきます。

「好きな感じ」をもたらすもの

そうそう。先日、ご縁があって千葉県の神崎町《こうざきまち》にある寺田本家という酒蔵を訪れました。そのころ僕は、自分でも理由のわからない、わずかな不調に苛まれていました。たぶん、季節の変わり目で心身ともに不安定だったのだと思いますが、なんだかもやもやした気分が続き、一日中眠いような日々をしばらく送っていました。

それが原因かはわかりませんが、当日も寝坊。誘ってくれた人たちの車に乗れず、一人で電車で向かいました。あぁ、やっぱり不調なのかもしれないなぁと考えながら、冴《さ》えきらない気分で電車を乗り継ぎ、最寄駅である下総神崎《しもうさこうざき》に着くと、なぜだか少し体が軽くなった気がしました。

二時間ほどかけて移動したので、さすがに頭も体も起きてきただけかもしれませんが、寺田本家に到着してみると、それだけではないと確信しました。うまく説明できませんが、しばらくかかり続けていたもやがスーッと晴れていくような感覚を覚えたのです。「好きな感じ」と出会ったときにこのような変化があるのを思い出しました。

それから蔵を見学させてもらい、話を聞いたり散歩をしたりしているうちに、寺田本家を取り囲む環境が本当に素晴らしいことを知りました。寺田本家のすぐ隣は神崎神社という神社なのですが、そこにはたくさん木が生えていて、もはや森です。しかも荒れた森ではなく、整いすぎた森でもなく、ただそこにしっかりとあるという感じの強く信頼できる森。その森から水が湧いているため、大量の水を使う酒造りをしていても、まったく蔵の井戸の水が枯渇することはないそうです。

森がしっかりしていれば、土もしっかりしていて、あたり一帯の「気」はとても自然に澄んでいます。この「気」も、「ないようである」ものの代表選手だと思いますが、明らかに居心地がよいのです。

その森や土や木、そして「気」と呼応するように、寺田本家でおこなわれる酒造りは自然とともにあります。現代的な酒造りは、温度や湿度を管理する機械を用いて環境管理的におこなわれるやり方が多いですが、寺田本家には、そのような環境を調整するための機械は見当たりません。

勝手に菌を体感できると思いこんでいる僕からすると、無数の菌たちが無理なく自在にそこにいる感じがしました。神崎町の寺田本家や神崎神社の周辺では、森、木、土、菌、人、犬（寺田本家にはラブラドールレトリバーがいました）などが互いに影響を与えあっていて、その影響のよさが渾然一体となったものが、あの心地よい「気」とか「好きな感じ」「自然な感じ」になっているのではないかと思いました。

渾然一体として醸す

それからしばらくして、北海道の浦河《うらかわ》町に行きました。浦河町は、札幌から車で二〜三時間ほどの距離にある、人口約一万二〇〇〇人の町です。いわゆる過疎な町であると言えますが、ここでは、精神疾患がある人たちが他の地域と比べて圧倒的にのびのびと生活しています。その拠点となっているのが、べてるの家です。

べてるの家では、精神疾患がある人たちが日高昆布を商品にしたり、いちごの加工作業をしたりしながら、自分の困りごとについて「当事者研究」と「SST（生活技能訓練）」という形を軸にして、自分で研究したり仲間に発表したりして、なるべく生活をつらくないものにするという営みをしています。これらの営みについては、たくさんの書籍などで解説されているのと、文字数があまりに膨らみそうなので今回は割愛します。

べてるの家では毎年、べてるまつりという祭りがおこなわれていて、その祭りの目玉企画が「幻覚&妄想大会」です。これは、発表者が体験している幻覚や妄想の内容を、祭りに参加している人たちに発表するもので、毎年グランプリが選出されます。二〇二〇年はオンライン開催でしたが、グランプリを受賞した人がその賞状を持って真っ先にグランプリ受賞の報告に行ったのは、いつも症状が不安定になるとお世話になっている警察官のところだったそうです。こんなこと、他の地域では想像できません。

精神疾患のある人が大きく不調になりコントロールがきかない状態になるとき、本人や周りの人から警察官にＳＯＳが出されることがあります。臨場した警察官はその場で、緊急の診察が必要かどうかを役所の担当部署と話し合うシステムになっています。だから、警察官と会うのがものすごく珍しいとは言えませんが、賞状を真っ先に見せに行くような、友人とかお隣さんのような関係性は構築されにくいはずです。

警察官があまりにたくさんいる都市部だったらまず不可能で、医療や福祉と直接は関連しない警察官と、精神疾患のある人が安心した関係を築くというのは、一般的な地域においてはまだまだ、かなり難しいことなのです。

浦河町では、べてるの家ができてからもう約三十年間、精神疾患のある人たちの生活が町に開かれている印象です。皆さんが生活するグループホームもどんどん多くなっていますが、これはもしかしたら、過疎の土地だからこそ実現したことかもしれません。

精神疾患がある人は社会的な少数者で、社会のなかではそれだけで劣等感や生きづらさにつながることが多いと感じるし、僕は精神保健に携わる人間としてそのことに違和感や憤りを感じながらも、打開策が見出せず、やるせなく不甲斐ない気持ちでいます。

浦河町では、約三十年かけて、精神疾患のある人と、その支援者や町の住人たちが馴染み合い、慣れ合ったことで、町全体が他の地域よりもずいぶん過ごしやすい形ができていて、精神疾患のある人たちとない人たちが渾然一体としている雰囲気を感じました。これは、どの地域でも簡単に真似できることではもちろんありませんが、その雰囲気は僕にとって、うれしく、羨ましいと思えるものでした。

心も、発酵も、神崎町の土地の「気」も、浦河町の人々の雰囲気も、捉えきれないさまざまなものが渾然一体として醸し出される、「好きな感じ」があります。この心地よさは、五感で捉えきれないもので、それゆえに、わかりきることも、説明しきることもできません。こういうものこそ、僕はなにより大切にしていきたいと思っています。

あとがき　――「なんかいい」が増えて重なって――

榎本俊二さんによる、この本のカバーイラストのラフ案をいただき、何度も眺めて、何度も胸を熱くしています。人は、なかなかうまく言いきれない自分の内面をわかってもらえたと感じたとき、孤独が少し減り安心できるのだと思います。

文章のなかに出てくるいろいろなものたちで構成された「ある」というイラストを眺めていると、君の脳内って、こうなっているんじゃない？　と、目には見えない自分の内面を形にしてもらっているような気持ちになり、わかってくれてありがとうございます、とうれしくなるのです。

イラストのように、なんだこれ？　というものたちが、「ないようである」つながりでゆるく脳内に並んでいて、時によってそのなかのどれかがクローズアップされる。その話をしていると、クローズアップされていなかったけど脳内にはじつはあった他のもののことを急に思い出して、その話に移っていく。そんなふうに、連想にまかせて文章を書いてきました。結果、きれいにまとまらないまま、これを読んだらなにかのスキルが身につくとか、有用っぽい知識が得られるというセールスポイントは見出されない形で、それぞれの話は収録されました。

本のなかで一貫して、まとまりがないとか、まどろっこしいなど自虐的なことを言っています。これはもしかしたら、文章をうまく書ききれない自分の力不足を言い訳したい部分があるのかもしれません。でも、本をつくるにあたって、連載を並べ替えて読み直してみたら、もちろん文章はうまくないんだけど、なんとなく「ないようである」通底した雰囲気に気がつきました。

それは、榎本さんがイラストにしてくれたものたちをはじめ、自分のなかに雑然と散らばっている「なんかいい」というものが、なかなかな密度で並んでいるからだと思います。

僕は精神科医をしていて、精神科領域のことを一生懸命勉強して実践に落としこみたいと思っていますが、心とはとても曖昧なものなので、心に関する専門領域のことだけでは、たぶん助けには足りません。

というか、そもそも心に関する専門領域ってどこまでを指すのだろうという感じです。心理学的な、個人の内面にある気持ちの動きが心だと言えるかもしれないけど、心の状態に影響を及ぼす生物学的な、医学っぽい要素もあるし、個人の外というか、人間関係とか社会との関連も絶対に断ち切れません。

こうやって、僕こと、概念が、概念だけを広げていくと、網羅したいものが多すぎて、なんという無理ゲーに挑もうとしているんだ、と心が折れそうになります。でも、オールマイティにはなれない不全感のようなものは抱えながら、目の前の人それぞれに向き合うしかないのです。

人は、同じ部分もあるけど、皆違います。なにが役に立つかわからないので、専門的なことも専門的でないことも、自分のなかにあるそのときに使えそうなものを使いながら、相談に来た人のつらい状況を少しでもどうにかしていくというのが、精神科臨床だと考えています。使えるものでなんとかしていくという点で、自宅でのありものを使った料理みたいだなと考えれば身近に思えるし、これってレヴィ＝ストロースの言うブリコラージュじゃね？　と考えれば、急にかっこいい気分にもなります。

訪問診療先のアパートの一室で、「カラオケが好きなんです、最近は『夏の終りのハーモニー』を歌いました」と言う人と小さな声で少し歌ってみて、「うまいですね！」と言われてから、たくさん話をしてくれるようになったときは、歌をやっててよかった、ついに「芸は身を助ける」を実感した、と思えたし、発酵の勉強をするうちに少しずつナチュラル志向になり、主婦で食材などにこだわる人とスーパーの話ができるようになりました。他にも、小説や漫画、映画、コーヒー、サウナなど、たくさんの雑談に日々の診療が支えられている気がします。

自分のなかの「なんかいい」というものたちを並べることで、読んでくれる人が少しでも心休まるといいなぁと思って、二〇一八年十二月から二年間、連載で書き続けてきました。『「ない」ようで「ある」』という連載の場は、自分があるがままでいられる場所で、そのような場所は人をのびのびした気持ちにさせることを実感しました。

そして次第に、書いたり考えたりしたことをヒントに、人があるがままに近づけるのはどんな場所なんだろうと、前よりもずっと多く思いを巡らせるようになりました。今では、実際の場所づくりをしてみたいという夢を抱くようにもなったのです。

スーパー銭湯の休憩室のような広くてダラダラできて眠ってしまえそうな待合室があり、順番に呼びに行って診療をしたり、診療がない人もなぜかそこに来てくつろいだりしています。自宅に訪問をしてじっくり話をすることもあるでしょう。土が多くあって、植物は悠々と、雑然と存在していて、畑もあります。陶芸や木工や布作業をはじめ、得意なことを生かせる場所が多く、「ないようである」人の輪を多く感じさせつつ、まとまりはない場所。

これはもはや、場所というよりそんな地域という規模かもしれません。まだなにも始まっていない段階で、しかも小さなことを大切にと言いながらこんな夢のような大きな構想を立てるなんて、矛盾しているようです。でも、自分でもまだ言葉にしきれない「ないようである」確固たる軸のような理念のようなものが、この二年間で湧きはじめている実感があります。

一方で、二〇二〇年から猛威をふるう新型コロナウイルスに関することなど、全世界的に不安を常に抱える生活が続いています。事態はどんどん変化していて、少なくとも僕には先が読めません。この本のなかでふれているコロナに関する話題も、時を経てすでに昔話のようになっているかもしれません。病院では、かかってしまった患者さんの支援をする病院スタッフの疲弊に気を配り、予防や対応をする支援者の支援が精神科チームの大きな役割でしたが、この本が出る直前の二〇二一年一月の時点ではそれだけにとどまらず、精神科医も患者さんの身体治療に関わる流れになり始めています。

世の中は常に流れ、我々それぞれの生活も常に変化しています。先ほど書いた、あるがままに近づけそうな場所の構想も、たぶん変化したり、夢すぎる……と肩を落として考え直すことがあるかもしれません。そういえば、加圧トレーニングのことだってあんなに書いたのに、結局一度も加圧することなく今に至っているし……。でも、すべてが無駄になるわけでは絶対にないし、また新たな思いもよらない体験や気づきがつながったり、共鳴し合える人との反応があったりして、「なんかいい」が増えて重なっていけばいいなぁと心から思います。連載『「ない」ようで「ある」』で、またそんなことも書くのでしょう。

あとがきというより、一つの回のようになってしまっていますが、それにしても皆さんは、この本をどうして手に取ってくれたのでしょうか。榎本俊二さんの、かわいいだけではない、かわいい絵に興味を惹かれましたか？　それとも、大原大次郎さんの、静かにエキセントリックなブックデザインに心打たれましたか。あ、ミシマ社のファンの人ももちろんいるにちがいない。というか、それこそいないはずがない。

僕が手に取る立場だったとしたら、これらは全部あてはまります。この本には、僕の個人的な高まりがこれでもかというくらい詰まっています。とりとめのないような妄言を大好きな出版社のウェブで連載させてもらい、それが書籍化され、まえがきにも書いたとおり、とりとめのなさはとりとめのないまま収録されました。うれしいです。そんな中身を包んでくれるのが、榎本俊二さんと、大原大次郎さんという、僕にとっての大スターのお二人です。幸せです。人生初の単著というのは、人生で二度とないわけですが、これ以上ない形にしてもらえたと思います。

たび重なる、というか毎回の締め切りトラブルにもかかわらず、見守り、形にしてくれたミシマ社の皆さんに大きな謝意を記したいです。あ、そうそう、編集はミシマ社の星野さん。星野が書き、星野さんが編集してくれるという、世の中に多くはなさそうな「ないようである」本ができました。

読んでくれた方々、これから読んでくれようとしている方々（あとがきから読んでみたくなるときってありますよね)、どちらでもないけど「ないようである」興味を抱いてくれた方々、皆さん本当にありがとうございます。この本が、皆さんの「ないようである」小さななにかしらになる「かもしれない」と前向きに想像しています。

あ、このあとがきの最後の推敲をしている喫茶店で「Lean On Me」が流れてきました。本の全体の感じにも、エンディングにも、なんだかすごく合うな。これも「ないようである」偶然な必然なのかもしれません。あぁ、妄言が止まらない……。

二〇二一年一月

星野概念

本書は「みんなのミシマガジン」（mishimaga.com）に『「ない」ようで「ある」』（二〇一八年十二月～二〇二〇年十二月）と題して連載されたものを再構成し、加筆・修正したものです。

星野 概念（ほしの・がいねん）
1978年生まれ。精神科医 など。病院に勤務する傍ら、執筆や音楽活動も行う。雑誌やWebでの連載のほか、寄稿も多数。音楽活動はさまざま。著書に、いとうせいこう氏との共著『ラブという薬』『自由というサプリ』（以上、リトルモア）がある。

ないようである、かもしれない
発酵ラブな精神科医の妄言

2021年2月19日　初版第一刷発行

著者　星野概念

発行者　三島邦弘
発行所　（株）ミシマ社
郵便番号　152-0035
東京都目黒区自由が丘2-6-13
電話　03（3724）5616
FAX　03（3724）5618
e-mail　hatena@mishimasha.com
URL　http://www.mishimasha.com/
振替　00160-1-372976

ブックデザイン　大原大次郎
装画・挿画　榎本俊二

印刷・製本　（株）シナノ
組版　（有）エヴリ・シンク

ISBN　978-4-909394-48-4

好評既刊

ど忘れ書道

いとうせいこう

私の崩壊。
その過程をみなさんに目撃していただきたいと思う。
——忘れの天才がしたためた、9年間の怒濤の「ど忘れ」記録。

ISBN978-4-909394-38-5　1600円

坊さん、ぼーっとする。

娘たち・仏典・先人と対話したり、しなかったり

白川密成

今、必要なのは、情報でも評価でも判断でもなく、期待せずに、平気で待つ勇気。秘伝『理趣経』をひもときながら綴る、進化するポップな坊さんの現在地。

ISBN978-4-909394-33-0　1700円

上を向いてアルコール

「元アル中」コラムニストの告白

小田嶋隆

「50で人格崩壊、60で死ぬ」。医者から宣告を受けて20年…なぜ、オレだけが脱け出せたのか？　壮絶！なのに抱腹絶倒。なにかに依存しているすべての人へ。

ISBN978-4-909394-03-3　1500円

すべて価格税別